Maximilian Sommer

Kosten und Nutzen von Telemedizin bei chronischen Krankheiten

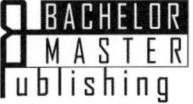
BACHELOR
MASTER
publishing

Sommer, Maximilian: Kosten und Nutzen von Telemedizin bei chronischen Krankheiten, Hamburg, Bachelor + Master Publishing 2016
Originaltitel der Abschlussarbeit: Kosten und Nutzen von Telemedizin bei chronischen Krankheiten

Buch-ISBN: 978-3-95993-010-9
PDF-eBook-ISBN: 978-3-95993-510-4
Druck/Herstellung: Bachelor + Master Publishing, Hamburg, 2016
Zugl. Ludwig-Maximilians-Universität München, München, Deutschland, Bachelorarbeit, Dezember 2014

Bibliografische Information der Deutschen Nationalbibliothek:
Die Deutsche Nationalbibliothek verzeichnet diese Publikation in der Deutschen Nationalbibliografie; detaillierte bibliografische Daten sind im Internet über http://dnb.d-nb.de abrufbar.

© Bachelor + Master Publishing, Imprint der Diplomica Verlag GmbH
Hermannstal 119k, 22119 Hamburg
http://www.bachelor-master-publishing.de, Hamburg 2016
Printed in Germany

Inhaltsverzeichnis

Abkürzungsverzeichnis

CHI	Chronische Herzinsuffizienz
COPD	Chronic Obstructive Pulmonary Disease/ chronisch obstruktive Lungenerkrankung
CRT	Cardiac Resynchronization Therapy/ Kardiale Resynchronisationstherapie
DGMR	Deutsche Gesellschaft für Medizinrecht
EU	Europäische Union
HNC	Health Net Care
ICD	International Statistical Classification of Diseases and Related Health Problems
IG	Interventionsgruppe
INH	Interdisziplinäres Netzwerk Herzinsuffizienz
IQWiG	Institut für Qualität und Wirtschaftlichkeit im Gesundheitswesen
KG	Kontrollgruppe
LMU	Ludwig-Maximilians-Universität München
NHS	National Health Service
NYHA	New York Heart Association
OPAC	Online Public Access Catalogue
PDA	Personal Digital Assistant
QALY	Quality Adjusted Life Year
SGRQ	St. George's Respiratory Questionnaire
TEN-HMS	Trans-European Network Home-Care Management System
TIM-HF	Telemedical Interventional Monitoring in Heart Failure
USD	US-Dollar
WHO	World Health Organization
ZTG	Zentrum für Telematik im Gesundheitswesen

Abbildungsverzeichnis

Zusammenfassung / Abstract

Einleitung: Der demographische und soziokulturelle Wandel, der steigende Ärztemangel und die Ausbreitung chronischer Krankheiten gefährden das deutsche Gesundheitssystem. Darüber hinaus lässt der medizinische und technologische Fortschritt in Zusammenhang mit einer niedrigen Geburtenrate die Bevölkerung altern. Daraus resultiert eine erhöhte Inanspruchnahme von Gesundheitsleistungen, die zu erhöhten Gesundheitsausgaben führt. Das gleichzeitige Sinken des Einkommensniveaus ist die Folge eines steigenden Anteils an Nicht-Erwerbstätigen und einer Abnahme der Erwerbstätigen. Der Telemedizin wird eine Schlüsselrolle in der Überwindung des demographischen Wandels und der Reformierung des Gesundheitssystems zugesprochen.

Methodik: Um das Thema „Kosten und Nutzen von Telemedizin bei chronischen Krankheiten" adäquat darzustellen, werden im ersten Schritt die Begrifflichkeiten der Telemedizin eingegrenzt. Daraufhin erfolgen die Definition der „Telemedizin" und die Darstellung der telemedizinischen Anwendungsarten. Die Begriffe des „Nutzens" und der „Kosten" werden hinsichtlich der Instrumente der Kosten-Nutzen-Analysen der gesundheitsökonomischen Evaluation erläutert. In Kapitel 5 werden die zentralen Kosten-Nutzen-Analysen der Telemedizin an den Beispielen der chronischen Herzinsuffizienz (CHI) und der chronisch obstruktiven Lungenerkrankung (COPD) veranschaulicht. Bei der COPD umfasst die Darstellung der Forschungslage die Studien des Cochrane-Review, die Silver Chain Studie und zwei Studien von Paré et al. Bei der CHI liegt der Fokus auf den nationalen Studien von Köhler (TIM-HF), Kielblock, Angermann, Neumann, Heinen-Kammerer und der MOBITEL Studie. Diese Arbeiten werden gegenübergestellt und verglichen. Die Literaturrecherche erfolgte mithilfe der Funktionalitäten der Universitätsbibliothek der Ludwig-Maximilians-Universität München (OPAC, Elektronische Zeitschriftenbibliothek, Datenbank-Infosystem) und insbesondere mithilfe der medizinischen Datenbank PubMed.

Ergebnis: Die untersuchten Studien zu den telemedizinischen Effekten bei der COPD und der CHI weisen unterschiedliche Studienziele auf. Des Weiteren unterscheidet sich der Aufbau der Studien in der Teilnehmerzahl, der Art der telemedizinischen Anwendung und der Durchführungsdauer der Studien. Die Teilnehmerzahlen der dargestellten Studien des Cochrane Review von Vitacca, Bourbeau, de Toledo und Casas sind in einer Bandbreite von 155 bis 240 Teilnehmern anzusiedeln. In den einzelnen Studien ist eine Reduzierung der Krankenhausaufenthalte, der Hausarztbesuche, der Notaufnahmen sowie der Mortalität zu beobachten. Darüber hinaus ist eine Steigerung der Lebensqualität zu vermerken. Die klinischen Effekte bewirken eine Verbesserung der Kosteneffektivität bzw. eine Kosteneinsparung aufgrund der verminderten Inanspruchnahme von Gesundheitsleistungen. Abgesehen von der Anzahl der Hausarztbesuche erzielt die Silver Chain Studie, ebenfalls eine Reduzierung der benötigten Gesundheitsleistungen infolge einer telemedizinischen Anwendung. Bei dieser Studie beläuft sich die Quantifizierung der jährlichen Pro-Kopf-Einsparungen der Telemedizin auf 2.931 USD. Eine ähnliche Vorgehensweise ist bei zwei untersuchten Studien von Paré zu beobachten, die eine Kosteneinsparung von 710 USD bzw. 1.613 USD eruieren. Eine der meist zitierten Studien bei der CHI ist die TIM-HF Studie von Köhler. Allerdings erzielt diese keine signifikanten positiven Effekte bei den primären bzw. sekundären Endpunkten der Mortalität sowie der Dauer der Krankenhausaufenthalte und Notaufnahmen. Bei Neumann beläuft sich der Betrag der Kosten-Effektivitätsanalyse auf 10.582 € pro verhindertem Todesfall. Das Ergebnis der Kosten-Nutzwert-Analyse ist ein Geldbetrag von 31.685 € pro gewonnenem QALY. Das Zertiva-Projekt, dargestellt von Heinen-Kammerer, eruiert eine Einsparung der effektivitäts-adjustierten Kosten in der Telemedizingruppe von 3.332 €. Ähnliche Ergebnisse erzielt die MOBITEL-Studie von Scherr. Diese umfasst 174 Patienten und erzielt eine Reduktion der Krankenhausaufenthaltsdauer, der Mortalität und der Hospitalisierung.

Fazit: Die vorliegende Arbeit zeigt, dass in der Mehrheit der dargestellten Studien sich die Telemedizin gegenüber den Standardtherapien als vorteilhafter erweist. Dies äußert sich insbesondere in einer Reduzierung der klinischen Parameter. Dabei sind die Anzahl der Krankenhausaufenthalte, die Dauer der Aufenthalte, die Mortalität und die Notaufnahmen zu nennen. Damit einhergehend erfolgt eine Kosteneinsparung aufgrund einer verminderten Inanspruchnahme von Gesundheitsleistungen. Der Grund für die fehlende Evidenz liegt in der geringen Verwendung der Elemente der gesundheitsökonomischen Evaluation. Darüber hinaus ist die Gegenüberstellung der Studien und damit einhergehend der Kosten-Nutzen-Vorteilhaftigkeit der Telemedizin aufgrund der starken Variationen der Studienaufbauten äußerst diffizil. Der geforderte Nachweis des Nutzens, der medizinischen Notwendigkeit und Wirtschaftlichkeit des Sozialgesetzbuches kann somit nicht zweifelsfrei belegt werden. In naher Zukunft muss die Priorität auf der Durchführung weiterer Studien liegen, die den Anforderungen an eine gesundheitsökonomische Evaluation gerecht werden.

Introduction: The demographic and socio-cultural change combined with the progressive shortage of physicians and the increase in chronic diseases constitutes a severe problem for the German health system. Moreover, the advent of modern medical technologies and the discovery of novel tools and drugs for treating human infections and diseases result in an increased life expectancy. As a consequence of this development, the demand for health services along with the associated costs is on the rise. On the other hand, the current birth rate in the western world remains low. Therefore, the percentage decreases of the labor force with respect to the whole population and an increasing number unemployed workers lead to a lower level of revenue. The telemedicine is attributed a key role in overcoming the demographic change and in reforming the health system.

Methodology: At first, the operation of the theme "costs and benefits of telemedicine in chronic diseases" limits the concepts of telemedicine investigating in the present thesis. In addition to the definition of the term "telemedicine" and the representation of the types of applications the terms "benefit" and "cost" are detailed with respect to the instruments of the cost-benefit analysis of the health economic evaluation. In the results section the central cost-benefit analysis of telemedicine is illustrated by examples of both chronic heart failure (CHF) and chronic obstructive pulmonary disease (COPD). For the latter part studies of the Cochrane review, the Silver Chain study and two studies of Paré are included in the discussion. Concerning heart failure, the focus lies on national studies by Köhler (TIM-HF), Kielblock, Neumann, Heinen-Kammerer and the MOBITEL study. Based on these reports, the study results are compared and evaluated. The required literature research was performed utilizing the functionalities of the University Library of the University of Munich (OPAC, Elektronische Zeitschriftenbibliothek, Datenbank-Infosystem) and particularly the medical database PubMed. The Ponzi scheme extends the literature base and refines the containment. The requirement of the study design is to conduct a randomized controlled trial, as well as national and international events.

Results: The study results of telemedical applications in COPD and CHF are based on different study objectives. Furthermore, the design of the studies differs in the number of participants, the type of telemedical application and the duration of study conduct. The number of participants of the studies reported the Cochrane review of Vitacca, Bourbeau, Casas de Toledo ranges from 155 to 240 participants. In these individual studies a reduction of hospitalization, the medical rounds, the mortality and the emergency rooms visits were observed when applying telemedicine. Beneficially, the patients also experienced a better quality of life. Overall, these factors reduced the use of health services and thus resulted in a better cost-effectiveness ratio or lowered the treatment costs. In agreement with the Cochrane Review, the Silver Chain study also reported, with exception of the number of medical rounds, a reduction in the use of health services as a result of a telemedicine application. The quantification of the annual per capita savings of telemedicine in this study amounts to USD 2,931. A similar approach in two studies reviewed by Paré results in a cost savings of USD 710 or USD 1,613. Regarding the profitability of telemedicine in CHF, one of the most cited studies is the TIM-HF by Köhler. However, this study revealed no significant positive effects concerning the primary endpoints of mortality and the secondary endpoints of the length of hospital stays and emergency room visits. In contrast, the Neumann´s work showed that the use of telemedicine amounts in the cost-effectiveness analysis to € 10,582 per impeded death. The result of the cost-utility analysis is a QALY gained of € 31,685. The Zertiva project presented by Heinen-Kammerer elicited a reduction of the adjusted cost-effectiveness in the telemedicine group of € 3,332. Similar results were obtained by the MOBITEL study of Scherr. This study with 174 patients determined a reduction in the overall length of hospital, mortality and hospitalization.

Conclusion: Based on the discussed studies, this Bachelor Thesis demonstrates that the application of telemedicine is favored in comparison with standard therapies. In particular, this is expressed in a reduction of clinical parameters of hospitalizations, duration of stay, mortality and emergency room visits. Consequently, cost savings are due to a reduced use of health services. However, the comparably low use of the elements of health economic evaluation account for the lack of evidence. In addition, the comparability of studies and cost-benefit advantages of the telemedicine is extremely challenging due to the strong variation of the study structures. The required proof of the benefits of medical necessity and viability of the Social Security Code can therefore not unambiguously be assigned. In the near future the priority on the implementation of comprehensive studies on the merits of telemedicine is to meet the requirements of health economic evaluation needs.

1 Herausforderungen an das deutsche Gesundheitssystem

Das deutsche Gesundheitssystem steht vor verschiedenen Herausforderungen. Ein zunehmender Ärztemangel, ein demografischer und soziokultureller Wandel und eine steigende Anzahl chronischer Krankheitsverläufe gefährden eine optimale Versorgung der Bevölkerung. Künftig wird die bestmögliche Versorgung durch steigende Kosten und eine Limitation der vorhandenen Ressourcen auf die Probe gestellt. (Dittmar et al., 2009) Der medizinische und technische Fortschritt äußert sich in einer höheren Lebenserwartung der Bevölkerung und einem voranschreitenden demographischen Wandel. Als Folge daraus gefährdet der zunehmende Alterungsprozess die Strukturen des Gesundheitssystems. In Deutschland lag im Jahr 2010 der Anteil der Bevölkerung in der Altersklasse 60-79 Jahre bei 21 %. In der Altersgruppe der Über-80-Jährigen betrug der Anteil 5%. Bereits im Jahre 2030 wird der Anteil der 60-79 Jährigen auf 29 % und der Anteil der Über-80-Jährigen auf 8% geschätzt. (Leidl, 2014, S.18) Daten des Statistischen Bundesamtes aus dem Jahr 2009 verdeutlichen die Verschiebung der Altersstruktur. Prognosen zufolge ist im Jahre 2050 der Anteil der 60-Jährigen doppelt so hoch wie die Geburtenrate. (Reiter et al., 2011, S.8; Statistisches Bundesamt, 2012) Um den Alterungsprozesses zu kompensieren, erfordert es eine Geburtenrate von 2,1 Kindern pro Frau. Die aktuelle Geburtenrate von 1,37 Kindern pro Frau verfehlt diesen Richtwert deutlich. (Statistisches Bundesamt, 2013; Leidl, 2014, S. 19)

In Deutschland finanzieren sich die gesetzlichen Krankenkassen mithilfe des Umlageverfahrens. Innerhalb einer Periode decken dabei alle Versicherten durch die gezahlten Versicherungsprämien die anfallenden Gesundheitsausgaben. Die zunehmende Verschiebung der Altersstruktur in höhere Altersschichten, die niedrige Geburtenrate und der medizinische und technologische Fortschritt führen zu einem Anstieg der Gesundheitsausgaben. Zusätzlich steigt der Anteil der multimorbiden und chronisch kranken Patienten. (Leidl, 2014, S. 24) Darüber hinaus sinkt das Einnahmenniveau des Gesundheitssystems. Aus der niedrigen Geburtenrate, die bereits seit ca. 40 Jahren unter der alterungskompensierenden Geburtenrate von 2,1 Kindern liegt, resultiert gegenwärtig - wie auch zukünftig - eine geringere Anzahl an Erwerbstätigen. Aufgrund des demographischen Wandels erhöht sich im gleichen Zug die Anzahl der Rentner und somit der Nicht-Erwerbstätigen. Studien belegen, dass es mit zunehmender Lebenserwartung zu einem Anstieg der Inanspruchnahme von Gesundheitsleistungen kommt. Darüber hinaus vermindert sich die Erwerbsfähigkeit durch die Zunahme chronischer Erkrankungen im fortgeschrittenen Alter. Ein weiterer Grund für die sinkenden Einnahmen des Gesundheitssystems ist in den diffizilen Formen der Beschäftigung angesiedelt. Volatile Beschäftigungsverhältnisse, temporäre

Beschäftigung, Arbeitslosigkeit und schwankende Erwerbsbiographien führen zu inkonstanten Einkommensverhältnissen. Als Konsequenz muss eine sinkende Anzahl Erwerbstätiger einen steigenden Anteil an Nicht-Erwerbstätigen finanzieren. Aus der Finanzierungslücke können erhebliche Zusatzlasten, wie beispielsweise erhöhte Pro-Kopf-Beitragszahlungen, für die kommenden Generationen resultieren. Statistiken verdeutlichen die Bedrohung von steigenden Gesundheitsausgaben. Im ambulanten Sektor sind die Gesamtausgaben für Gesundheitsleistungen im Zeitraum von 1992 bis 2008 von 77,712 Mrd. € auf 130,890 Mrd. € gestiegen. Im gleichen Zeitraum haben sich die Ausgaben im Stationären- und Teilstationärenbereich von 57,884 Mrd. € auf 94,610 Mrd. € erhöht. Diese Werte entsprechen einem prozentualen Anstieg um 68,4 % bzw. 63,1 % innerhalb von 16 Jahren. (Leidl, 2014, S. 18-23; Reiter et al., 2011, S. 7-10) Eine zentrale Rolle bei den Kostenträgern nehmen die chronischen Erkrankungen ein. Laut Statistischem Bundesamt waren beispielsweise im Jahr 2012 die chronische Herzinsuffizienz (CHI) und die chronisch obstruktive Lungenerkrankung (COPD) mit 45.410 bzw. 26.654 Todesfällen als zwei der zehn häufigsten Todesursachen zu verzeichnen. (Statistisches Bundesamt, 2012b)

Die bisherigen Ausführungen verdeutlichen, dass eine Reformierung der etablierten Versorgungsformen und Strukturen unumgänglich ist. Das deutsche Gesundheitssystem benötigt neue Ansätze und Maßnahmen, um die Effizienz und Wirtschaftlichkeit des Systems aufrechtzuerhalten und zu gewährleisten. Dabei werden verschiedene moderne Technologien, insbesondere im Informationssektor, als Alternativen zu den aktuellen Versorgungsstrukturen angesehen. Die größten Hoffnungen zur Überwindung des Reformbedarfs und zur Effizienzsteigerung des Gesundheitssystems liegen in der Telemedizin. Der Telemedizin werden zentrale Attribute zur Bewältigung der aktuellen Herausforderungen des Gesundheitssystems zugesprochen. (Reiter et al., 2011, S. 3-4) Klaus Theo Schröder, Staatssekretär des Bundesministeriums für Gesundheit, betonte im Rahmen des Telehealth-Kongress im Jahr 2009 dass, „[…] das Versorgungsniveau des Gesundheitssystems […] sich nur mit Hilfe von Telemedizin aufrecht erhalten lässt." (Lange, 2009) Mithilfe eines Berichts aus dem Jahr 2008 kann geschlussfolgert werden, dass die Europäische Kommission Hoffnungen in die Telemedizin setzt: „Ein größerer Einsatz der Telemedizin könnte enorme gesellschaftliche und wirtschaftliche Vorteile mit sich bringen." Jedoch merkt die Kommission im Gegenzug an: „Zum jetzigen Zeitpunkt liegt die volle Würdigung und Nutzung dieser Vorteile jedoch noch in weiter Ferne."(Kommission der europäischen Gemeinschaften, 2008) Diese Zitate symbolisieren den aktuellen Stand der Handhabung der Telemedizin. Experten und fachspezifische Institutionen sind sich grundsätzlich einig, dass die Telemedizin

2

gesellschaftliche und wirtschaftliche Vorteile mit sich bringt. Dabei wird der Telemedizin das Potential zugeschrieben, die Finanzierungslücke im Gesundheitswesen zu schließen. (Reiter et al., 2011, S. 24)

Das Thema der vorliegenden wissenschaftlichen Arbeit lautet: „Kosten und Nutzen von Telemedizin bei chronischen Krankheiten". Im Folgenden wird die Frage erläutert, wie die Telemedizin definiert ist, welche Anwendungsbereiche innerhalb der Telemedizin existieren und welche Begriffsabgrenzung vollzogen wird. Darüber hinaus wird für die Bearbeitung des Ergebnisteils ein Überblick über die Kosten-Nutzen-Instrumente der gesundheitsökonomischen Evaluation geschaffen. Die Methodik veranschaulicht, wie die Durchführung der Literaturrecherche, der Datenanalyse und der Datenerhebung vollzogen wird. In diesem Rahmen wird auch ein Überblick über die Verwendung der Daten und Literatur gegeben. Der Ergebnisteil beinhaltet die Darstellung der Studienlage telemedizinsicher Anwendungen am Beispiel der chronischen Herzinsuffizienz und der chronisch obstruktiven Lungenerkrankung. Im Zentrum stehen die in der Literatur gängigen und meist zitierten Studien dieser beiden chronischen Krankheiten. Die Themenstellung *Kosten und Nutzen von Telemedizin bei chronischen Krankheiten* ist die Basis für die Beantwortung der Fragestellung dieser Arbeit in der Diskussion. Es gilt festzustellen, ob auf Grundlage der Kosten-Nutzen-Analysen von chronischen Krankheiten ein Zusatznutzen der Telemedizin gegenüber der Standardtherapie feststellbar ist. Darauf aufbauend erlaubt die Darstellung und Bewertung der Studienlage ebenso eine Einschätzung, ob eine Aufnahme der Telemedizin in den Leistungskatalog der Krankenkassen denkbar ist, und sie somit als eine Lösung zur Überwindung der Herausforderungen des Gesundheitssystems angesehen werden kann. Diese Fragestellung und die Ergebnisse werden in den Kontext zu anderen Arbeiten gestellt. Das abschließende Fazit gibt einen Überblick über die Ergebnisse der Arbeit und liefert einen Ausblick über die zukünftige Entwicklung der Telemedizin.

2 Was ist Telemedizin?

Der Begriff der Telemedizin stammt aus dem Gesundheitswesen. Sie wird im Kontext zum Begriff der Telematik und als Unterkategorie der Gesundheitstelematik betrachtet. Die Begriffe der Telemedizin und der eHealth werden zunehmend synonym verwendet, obwohl unterschiedliche Bedeutungen vorliegen. (Link, 2007, S. 5) Im Folgenden wird eine Begriffsabgrenzung und ein Überblick über die Begriffseinordnung der „Telemedizin" vorgenommen. Des Weiteren erfolgt die Abbildung verschiedener Definitionen unterschiedlicher Institutionen und Autoren sowie die Darstellung telemedizinischer Anwendungsarten- und bereiche. Aufgrund einer fehlenden Einheitsdefinition für den Begriff der „Telemedizin", existiert in Deutschland ein hohes Spektrum an abweichenden Definitionen. Dieser Gliederungspunkt liefert eine Übersicht, welche die umfassende Bandbreite an Definitionen und zentralen Komponenten der Telemedizin möglichst präzise widerspiegeln soll.

2.1 Begriffseinordnung und -abgrenzung

Der Begriff der Telemedizin bzw. Telematik leitet sich vom griechischen Wort „Telos" ab und bedeutet übersetzt „Ferne". Mit Telematik wird die Nutzung von moderner Telekommunikation und Methoden der Informatik gemeint. Die Anwendung der Telematik im Gesundheitswesen wird als Gesundheitstelematik bezeichnet. Synonyme Bezeichnungen sind eHealth und Health Telematics. (Paulus und Romanowski, 2009, S. 2; Hermeler, 2000, S. 5) Die Definition der Gesundheitstelematik ist breit gefasst. Der voranschreitende technische Fortschritt und die rapide wachsende Digitalisierung erschweren eine präzisere Formulierung einer Definition. (Link, 2007, S. 5) Jedoch gewährt der Bezug auf den synonymen Begriff eHealth einen umfassenderen Überblick über die Definition der Gesundheitstelamtik. Die EU definiert den synonymen Begriff eHealth wie folgt: "e-Health refers to the use of modern information and communication technologies to meet needs of citizens, patients, healthcare professionals, healthcare providers, as well as policy makers." (Europäische Union, 2004) Dietzel versteht unter Gesundheitstelematik die „Anwendung moderner Telekommunikations- und Informationstechnologien auf das Gesundheitswesen, insbesondere auf administrative Prozesse, Wissensvermittlung und Behandlungsverfahren." (Dietzel, 2001, S. 14) Beckers geht mit dieser Definition konform, indem er e-Health charakterisiert als den „Einsatz von Informations- und Kommunikationstechnologien im Gesundheitswesen, mit Schwerpunktlegung auf einrichtungsübergreifende und vernetzte Geschäfts- und Versorgungsprozesse." (Beckers, 2014, S. 10) Die Telemedizin wird, als zentraler Begriff dieser wissenschaftlichen Arbeit, als ein Bestandteil der Gesundheitstelematik verstanden. Diese ist wiederum Teil der Telematik. Auf diese Weise kann eine klare Abgrenzung zwischen den Begriffen vollzogen werden.

2.2 Definition der Telemedizin

Wie bereits erläutert, bedeutet Telemedizin übersetzt Fernmedizin (griech. Telos = Ferne). Die Telemedizin ist eine Anwendung die über eine spezielle

Telematikinfrastruktur abgewickelt wird. Dabei überbrückt diese spezifische Informations- und Kommunikationstechnik die Distanz zwischen Ärzten und Patienten. (Hermeler, 2000, S. 5) Im deutschsprachlichen Raum existiert eine Vielzahl an Definitionen. Laut den Einbecker Empfehlungen, anlässlich eines Workshop der Deutschen Gesellschaft für Medizinrecht im Jahre 1999, ermöglicht und unterstützt die Telemedizin in Überwindung räumlicher Entfernungen medizinische Dienstleistungen durch die kombinierte Anwendung von Telekommunikation und Informatik. (DGMR, 1999, S. 133-136) Im selben Jahr beschreibt Goetz die Telemedizin als die konkrete Erbringung medizinischer Leistungen, seien diese Diagnostik oder Therapie, mit den Mitteln der Telematik. (Goetz, 1999, S. 502) Das Bundesministerium für Bildung, Wissenschaft, Forschung und Technologie definiert den Begriff der Telemedizin als „jegliches Behandlungsverfahren, das als Element die unmittelbare Überwindung räumlicher Distanz zwischen Patient und Arzt enthält." (Hermeler, 2000, S. 5) Eine u.a. von Link und der AnyCare Schriftenreihe zitierte Definition stammt von Dietzel: Die Telemedizin ist der „Einsatz von Gesundheitstelematik zur Überwindung einer räumlichen Trennung zwischen Patient und Arzt oder zwischen mehreren behandelnden Ärzten." (Dietzel, 2001, S. 14) Die World Health Organisation charakterisiert die Telemedizin als das Erbringen von Gesundheitsleistungen zur Diagnose, Therapie oder Prävention durch Gesundheitsberufstätige, aber auch für Forschung, Auswertungen und Weiterbildung von Gesundheitsberufstätigen unter Überwindung von räumlicher Entfernung. (WHO, 1998) Die bisherigen Erläuterungen zeigen, dass in Deutschland keine einheitliche Telemedizin-Definition vorherrscht. Vielmehr gibt es eine Vielzahl an Definitionen von unterschiedlichen Institutionen, Wissenschaftlern und Verbänden. Dennoch sind bei den verschiedenen Quellen Ähnlichkeiten und Überschneidungen zu vermerken. Beim Vergleich der vielfältigen Definitionen lassen sich kontinuierlich auftretende Attribute der Telemedizin filtern. Als Basis für die weitere Vorgehensweise der vorliegenden wissenschaftlichen Arbeit wird die Definition der Telemedizin aus der *AnyCare Schriftenreihe zum Gesundheitsmanagement* zugrunde gelegt. Durch den Einbezug verschiedener Experten der Krankenkassen und der Leistungserbringer liefert sie eine stichhaltige und umfassende Definition, die alle Begriffsattribute beinhaltet. Demzufolge lässt sich die Telemedizin als ein Verfahren oder System charakterisieren, das Patientendaten und andere medizinische Informationen über eine Distanz hinweg erhebt, verfügbar macht, auswertet oder diese Prozesse unterstützt. Dabei dienen die eingesetzten Techniken der Diagnostik und der Therapie. Unter Einbezug der Patientensicht wird zusätzlich zu einem „doctor-to-doctor" und „doctor-to-patient" Austausch auch eine „patient-to-patient" Kommunikation ermöglicht. (Thielscher,

2007, S. 51) Da diese Definition die zentralen Attribute der Telemedizin aufweist, gilt sie als Grundlage in der weiteren Bearbeitung der Themenstellung.

2.3 Anwendungsbereiche und Arten der Telemedizin

Die bisherigen Ausführungen verdeutlichen die Vielfalt der vorhandenen Definitionen. Dementsprechend umfangreich sind die Anwendungsbereiche und die verschiedenen Arten der Telemedizin. Als Beispiele für Anwendungstypen können die Teleassistenz, -expertise, -chirurgie, -konsultation, -diagnose, -therapie, -überwachung, -monitoring, -guidage, -manipulation, -neurologie, -radiologie, -dermatologie, -pathologie angeführt werden. Diese Aufzählung deckt einen Großteil der Telemedizinanwendungen ab. In der Theorie existiert aufgrund der Individualität eines jeden Falles eine Vielzahl an verschiedenen Konnotationen. In der praktischen Herangehensweise spielt die exakte Begriffsabgrenzung eine weitgehend untergeordnete Rolle. Sie beschränkt sich auf die Systematisierung von charakteristischen Telemedizinanwendungen zu einem Oberbegriff. (Link, 2007, S.11) In der Literatur werden unterschiedliche Möglichkeiten der Systematisierung angeführt. Im Folgenden werden die zentralen und häufigsten Arten der Telemedizin dargestellt.

Hermeler unterteilt die Anwendungsbereiche in die medizinische Kommunikation (u.a. Teleoperation, -konsultation, Befundübertragung, elektronisches Rezept), das Outsourcing von Patientendaten sowie in medizinische Informationssysteme. (Hermeler, 2000, S. 7) Dierks definiert die Telemedizin-Typen im engeren Sinne als das Telekonsil, die Telediagnostik, die Telekonferenz, das Telemonitoring und die Teletherapie. Als Grundlage für seine Kategorisierung werden die Anzahl der Teilnehmer, die verwendeten Medien und der Zweck herangezogen. (Dierks, 2001, S. 7-13) Link vollzieht eine Differenzierung der Systematisierung in die Telekonsultation, die Teleexpertise und die Telechirurgie. Gemeinsames Merkmal ist das Mehr-Personen-Verhältnis. (Link, 2007, S. 18)

Rainer Beckers vom ZTG führt eine einfach strukturierte Unterteilung der Anwendungsbereiche durch. Er differenziert zwischen der Telekooperation, dem Telemonitoring und der Teletherapie. Die Telekooperation steht für eine gemeinsame Durchführung von Diagnostik und Therapie durch einen digitalen Datentransfer. Bei der Teletherapie erfolgt eine Therapiebehandlung trotz räumlicher Trennung der Akteure. Unter Telemonitoring ist die Überwachung der behandlungsspezifischen Parameter im häuslichen Umfeld zu verstehen. (Beckers, 2013) Im Ergebnisteil wird bei der Beschreibung der Studienkonzepte deutlich, dass das „Telemonitoring" die am häufigsten verwendete Anwendungsart der Telemedizin ist. Die Effekte der

Telemedizin werden in Kapitel 5 ausschließlich an telemonitorischen Studiendurchführungen untersucht. Die Definition nach dem Federal Departement of Health Canada lautet: „Telemedizin bedeutet, den Gesundheitszustand eines Patienten über eine geographische Distanz hinweg, mit Hilfe von Informations- und Kommunikationstechnologien zu überwachen." Im konkreten Fall überwachen spezielle Geräte kontinuierlich ausgewählte Vitalparameter oder physiologische Daten, beispielweise Gewicht, Blutzucker, Puls oder Blutdruck. Die erhobenen Daten werden an einer zentralen Sammel- und Überwachungseinheit zusammengeführt und ausgewertet. Der Vorgang der Übertragung nennt sich Telemetrie. Die gesammelten und ausgewarteten Daten werden im nächsten Schritt dem medizinischen Fachpersonal oder der telemedizinischen Einrichtung übermittelt. Das medizinische Fachpersonal oder der Arzt kann durch ein zusätzliches Kommunikationsgerät dem Patienten jegliche Art der Information über die Auswertung des Telemonitoring zukommen lassen. Dies reicht von der Erinnerung der Medikamenteneinnahme bis zur Auslösung eines Notrufs. Hauptanwendungsbereich sind chronische Patienten oder Hochrisiko-Patienten. (Häcker et al., 2008, S. 9-11) Dieses Kapitel zeigt die Multidimensionalität der Telemedizinanwendungen. Der Fokus liegt auf dem Telemonitoring, als häufigster Untersuchungsgegenstand der telemedizinischen Effekte.

3 Kosten und Nutzen bei einer gesundheitsökonomischen Evaluation

Der Ausdruck „gesundheitsökonomische Evaluation" ist der Überbegriff für unterschiedliche Studienformen. Diese verwenden, je nach Untersuchungsgegenstand und Zweck der Studie, verschiedene Kosten- und Nutzenanalysen. Die gesundheitsökonomische Evaluation lässt sich systematisch in verschiedene Komponenten gliedern. Dabei gibt es zwei Abgrenzungsmerkmale, die eine Unterteilung der gesundheitsökonomischen Evaluation ermöglichen: zum einen die Art der Kosten- und Nutzenkomponenten (vgl. Anhang Abb. 11), die in die Analysen einfließen, und zum anderen der durchgeführte Vergleich zwischen den verwendeten Ressourcen und den Resultaten der gesundheitsökonomischen Maßnahme. (Schöffski und Graf von der Schulenburg, 2012, S. 58-60) Dieses Kapitel ordnet die Begriffe der „Kosten" und des „Nutzen" ein. Im Anschluss werden die Formen der gesundheitsökonomischen Evaluationen definiert und abgegrenzt.

3.1 Begriffseinordnung Kosten und Nutzen

Die Definition des Nutzens lässt sich auf sehr unterschiedliche Weise interpretieren. In der evidenzbasierten Medizin wird unter Nutzen die rein medizinische Komponente verstanden. Bei Betrachtung der weiteren Bedeutung des Begriffs umfasst die Definition neben dem medizinischen Nutzen auch die präferenzbasierte Bewertung des Nutzens. In der Ökonomie ist diese eine Umschreibung für den allgemeinen Ausdruck des „Wertes". Das Institut für Qualität und Wirtschaftlichkeit im Gesundheitswesen (IQWiG) verwendet bei den Kosten-Nutzen-Analysen zwei verschiedene Typen. Zum einen steht der approximativ kardinal skalierte Nutzen im Vordergrund, welcher unter Umständen aus den Studienergebnissen filterbar ist, und zum anderen der transformierte approximativ kardinal-skalierte Nutzen. (IQWiG, 2009, S.17) In der Theorie beschreibt der Nutzen einen wirtschaftlichen Wert und die Fähigkeit eines Gutes, ein bestimmtes Bedürfnis des Individuums oder Haushaltes zu befriedigen. (Piekenbrock et al., 2014) Die Kostenbestimmung gliedert sich in direkte und indirekte Kosten. Um den Anforderungen der gesundheitsökonomischen Evaluation gerecht zu werden, müssen die Kosten detailliert dargestellt und individuell angepasst werden. Die Identifizierung der Kosten unterliegt einer starken Beeinflussung durch unterschiedliche lokale Faktoren. Bei der Kosten-Nutzen-Bewertung fallen relevante direkte Kosten in Form von Geldeinheiten für die Bereitstellung von Gesundheitsleistungen an. In Bezug auf die Telemedizin ist als Beispiel die Betreuung der Telematikinfrastruktur und die Auswertung der Telemonitoringergebnisse aufzuführen. Indirekte Kosten können als Folge von Produktivitätsverlusten, aufgrund neuer Technologien oder des technischen Fortschritts, entstehen. (IQWiG, 2009, S. 21) In der weiteren Vorgehensweise liegt der Fokus auf der Anwendung von kontrollierten Studien. Diese stellen die Grundlage für die Ermittlung des patientenrelevanten Nutzens diagnostischer und therapeutischer Interventionen dar. Von der Benutzung nicht-kardinalisierter Nutzenerhebungen wird Abstand genommen. (IQWiG, 2009, S.18)

3.2 Formen der gesundheitsökonomischen Evaluation

Historisch gilt die Formulierung der Kosten-Nutzen-Analyse als Synonym für die ökonomische Evaluation. In einem Zeitstrang eingebettet wurde jedoch die Notwendigkeit einer Spezifizierung der verschiedenen Arten der Kosten-Nutzen-Analysen ersichtlich. Abbildung 1 verbildlicht die Unterscheidung zwischen vergleichenden und nicht vergleichenden Analysen. Dabei liefern die nicht vergleichenden Analysen nur in Ausnahmefällen aussagekräftige Ergebnisse. Im

Normalfall sind die vergleichenden Analysen am geeignetsten für die gesundheitsökonomische Evaluation. Das relevante Kriterium an eine gesundheitsökonomische Evaluation ist die Optimierung der Ressourcenallokation, die grundsätzlich durch die vergleichenden Analysen eruiert wird. (Schöffski und Graf von der Schulenburg, 2012, S. 44)

Gesundheitsökonomische Evaluationen					
vergleichende Analysen				nicht vergleichende Analysen	
Kosten-Kosten	Kosten-Nutzen	Kosten-Wirksamkeit	Kosten Nutzwert	Kosten	Krankheitskosten

Abbildung 1: Systematik gesundheitsökonomischer Evaluationen in Anlehnung an Schöffski und Graf von der Schulenburg, 2012, S. 44

Schöffski und von der Schulenburg unterscheiden auf der Inputseite die direkten Kosten (K_{dir}), von den indirekten Kosten (K_{ind}) und den intangiblen Kosten (K_{int}). Auf der Ergebnisseite kann der Nutzen in monetären Einheiten in den direkten, indirekten und intangiblen Nutzen (N_{dir}, N_{ind}, N_{int}) unterteilt werden. Darüber hinaus, gilt es die Wirksamkeit in physischen Einheiten und verschiedenen Ergebnisgrößen zusammengesetzter Nutzenwerte zu differenzieren. (vgl. Anhang Abb. 12/13)

In dieser wissenschaftlichen Arbeit stehen die drei Hauptkomponenten der gesundheitsökonomischen Evaluation im Mittelpunkt. Die Kosten-Nutzen-, Kosten-Wirksamkeit- und Kosten-Nutzwert-Analysen. Aus diesem Grund werden diese drei Arten nun intensiver erläutert.

3.2.1 Kosten-Nutzen-Analyse

Die klassische Art der ökonomischen Evaluation ist die Kosten-Nutzen-Analyse (cost-benefit-analysis). Das zentrale Unterscheidungsmerkmal dieses Ansatzes ist die Bewertung aller Kosten und des gesamten Nutzens einer gesundheitsökonomischen Maßnahme in Geldeinheiten. Darüber hinaus besitzt die Kosten-Nutzen-Analyse zwei weitere Charaktereigenschaften: Der Nutzen des Bewertungsobjekts kann mit den Kosten des Vergleichsobjektes gleichgesetzt werden. Aus der Subtraktion des Nutzens von den Kosten resultiert, entweder ein positiver oder negativer Saldo, der in Geldeinheiten ausgedrückt wird. Zudem werden bei der Kosten-Nutzen-Analyse alle Komponenten, auch die intangiblen, monetär einbezogen. Aufgrund der rein monetären

Dimension, entsteht eine Eindimensionalität der Bewertungsgrundlage, die ein hohes Maß an Vergleichbarkeit gewährleistet. (Schöffski und Graf von der Schulenburg, 2012, S. 58-59)

3.2.2 Kosten-Wirksamkeit-Analyse

Die Kosten-Wirksamkeit-Analyse (cost-effectiveness analysis) löst sich von der strikten monetären Betrachtung. Mit ihr wird auf die primäre Intention des Gesundheitswesens, unabhängig von der Bewertung in Geldeinheiten, abgezielt. Als primäre Intention ist die Gewährleistung eines optimalen Gesundheitszustandes der Bevölkerung anzuführen. Des Weiteren ermöglicht sie die Beurteilung von gesundheitsökonomischen Maßnahmen, die auf unterschiedlichen Kosten und Ergebnissen verschiedener Maßnahmen basieren. Die Zielgröße der Kosten-Wirksamkeit-Analyse wird in physischen Einheiten oder globalen Erfolgskriterien gemessen. Als Beispiele für die spezifischen Erfolgsgrößen können die Senkung des Blutdrucks, die Reduzierung des Cholesterinspiegels und die Lebensverlängerung angeführt werden.

Dieser Vorgang ermöglicht die Gegenüberstellung der erzielten Messergebnisse mit den anfallenden Kosten pro Einheit der medizinischen Maßnahme. Somit kann ein Vergleich von zwei verschiedenen Maßnahmen im Gesundheitswesen erfolgen. Wenngleich die Durchführung und der Vergleich der Kosten-Wirksamkeit-Analyse sich in der Praxis häufig als sehr komplex erweist, wird laut Schöffski diese Studienform am häufigsten angewandt. Die Ergebnisse einer cost-effectiveness Analyse können in der Anzahl an gewonnen Lebensjahren oder dem QALY angegeben werden. (Schöffski und Graf von der Schulenburg, 2012, S. 59-68)

3.2.3 Kosten-Nutzwert-Analyse

Die Kosten-Nutzwert-Analyse (cost utility analysis) stellt eine Unterform der Kosten-Wirksamkeit-Analyse dar. Dabei wird versucht, eine Lösung für die Schwächen der Kosten-Wirksamkeit-Analyse zu erzielen. Das Hauptaugenmerk des medizinischen Erfolgs einer Gesundheitsmaßnahme ist an der Patientensicht ausgerichtet. Patientenrelevante Messgrößen können die Lebensqualität und die Lebenserwartung sein. Aus der Normierung der erzielten Ergebnisse resultiert die Bewertbarkeit sämtlicher medizinischer Maßnahmen. Daraus entsteht ein hohes Maß an Vergleichsmöglichkeiten. Die Gewinnung der Nutzwerte aus den unterschiedlich dimensionierten Ergebnissen wird überwiegend durch das QALY-Konzept generiert.

(Schöffski und Graf von der Schulenburg, 2012, S. 68) Im Folgenden wird die Methodik der vorliegenden Arbeit beschrieben.

4 Methodik

Die Themenstellung *Kosten und Nutzen von Telemedizin bei chronischen Krankheiten* zielt auf die Beantwortung der Frage ab, ob der Telemedizin ein Zusatznutzen im Vergleich zu den herkömmlichen Therapieweisen zuzuschreiben ist. Im ersten Schritt wird eine Begriffsabgrenzung und Begriffseinordnung der Telemedizin vorgenommen. Daraufhin wird der Begriff der „Telemedizin" definiert. Dies erfolgt durch die Darstellung einer Auswahl an prägnanten Definitionen aus der Literatur. Auf dieser Basis wird eine umfassende Bandbreite an Begriffsdefinitionen erarbeitet. Die aussagekräftigste Definition dient als Basis des weiteren Arbeitsvorganges. Der letzte Unterpunkt dieses Kapitels ist die Darstellung der Anwendungsbereiche und der Arten der Telemedizin. Im nächsten Schritt werden die für die Erstellung dieser Arbeit zentralen Kosten-Nutzen-Analysen angeführt und definiert. Die Auswahl an Kosten-Nutzen-Darstellungen erfolgt aus den typischen Vorgehensweisen der gesundheitsökonomischen Evaluation. Die bisherigen Ausführungen dieses Gliederungspunktes umfassen die Beschreibung des Hintergrundteiles dieser Arbeit. Die Literaturrecherche basiert dabei, neben der intensiven Einarbeitung in die Einführungsliteratur, auf den verschiedenen Recherchemöglichkeiten der Universitätsbibliothek der LMU München (OPAC, E-Books, Datenbank-Infosystem, Elektronische Zeitschriftenbibliothek). Die gezielte Schlagwörtersuche, vor allem durch OPAC und das Datenbank-Infosystem, stellt die Basis für die Literaturidentifizierung des Gliederungspunktes *Was ist Telemedizin* dar. Dabei liefern sowohl deutsche als auch englische Schlagwörter wie z.B. „Telemedizin", „Telehealth", „eHealth", „Telematik" eine große Auswahl an Literatur. Die Literatursuche über OPAC generiert ebenso ein umfassendes Spektrum an Medien, wobei sowohl Online- als auch Buchquellen berücksichtigt werden. Die Identifizierung der relevanten Buchliteratur erfolgte über die Fachbibliothek Medizinische Lesehalle der LMU München. Die Ausgestaltung des Gliederungspunktes *Gesundheitsökonomische Evaluationen* findet mit Bezug auf die Ausführungen des IQWiG „Allgemeine Methoden zur Bewertung von Verhältnissen zwischen Nutzen und Kosten" und dem Werk „Gesundheitsökonomische Evaluationen" von Schöffsky und Graf von der Schulenburg statt. Der Ergebnisteil stellt eine Übersicht über die wichtigsten Studienergebnisse zur Kosten-Nutzen-Vorteilhaftigkeit von Telemedizin dar. Bei der Studienauswahl wird eine Einschränkung der chronischen Krankheiten auf die chronische Herzinsuffizienz und die chronisch obstruktive Lungenerkrankung vorgenommen. Diese chronischen Krankheiten sind unter den häufigsten Todesursachen in Deutschland zu finden. Aufgrund ihrer spezifischen Krankheitscharakteristika erweisen sich die CHI und die COPD als geeignete Untersuchungsobjekte für die telemedizinischen Effekte. Sie bilden die Basis für die Gegenüberstellung und den Vergleich der Studienergebnisse in der Diskussion. Die Identifizierung von geeigneten Studien beginnt mit der intensiven Einarbeitung in die Einführungsliteratur von Augustin und Henschke. Die Literaturrecherche erfolgt neben dem Rechercheinstrument „google scholar" und den bereits angeführten Funktionalitäten der Universitätsbibliothek vor allem mithilfe der englischen Medizin-Datenbank PubMed (http://www.ncbi.nlm.nih.gov/pubmed). Bei der Quellenrecherche stellt dieses Vorgehen die Grundlage für die anfängliche Studienidentifizierung dar und generiert eine erste Literaturbasis. Ein exemplarischer PubMed Suchvorgang, mit den Schlagwörtern Telemedicine, Chronic, Review und Germany, ist die zwölf Treffer ergebende Verknüpfung:

("telemedicine"[MeSH Terms] OR "telemedicine"[All Fields]) AND chronic[All Fields] AND ("review"[Publication Type] OR "review literature as topic"[MeSH Terms] OR "review"[All Fields]) AND ("germany"[MeSH Terms] OR "germany"[All Fields]).

Auf Basis dieses beispielhaften Suchvorganges erfolgt die weitere Eingrenzung der zwölf Literaturtreffer nach den Kriterien einer randomisierten und kontrollierten Studie sowie der Beschränkung auf die CHI oder die COPD. Im fortgeschrittenen Stadium der Literaturidentifizierung erweist sich das „Schneeballsystem" als effektiv und zielführend. Durch die Literaturverweise von bereits identifizierten, relevanten und geeigneten Studien erfolgt die Vervollständigung des Studienumfanges und der Literaturbasis. Der Vorgang der Literaturidentifizierung kann am Beispiel der Studienrecherche zur Effektivität von Telemedizin bei chronischer Herzinsuffizienz verdeutlicht werden. Die Auswahlkriterien erfordern eine kontrollierte und randomisierte Studie. Anhand einer Ausgangsquelle, in diesem Fall handelt es sich um den systematischen Review von Augustin und Henschke, erfolgt die weitere Literatursuche mithilfe des „Schneeballsystems". Die Beschränkung auf nationale Studien und die Literaturverweise innerhalb der Urquelle identifizieren die gesuchten Forschungspublikationen. Im nächsten Schritt werden die relevanten Studien durch die Datenbank PubMed ausfindig gemacht. Auf Basis der umfangreichen Lizenzen der LMU-Universitätsbibliothek kristallisiert sich vor allem die elektronische Zeitschriftenbibliothek als Hauptzugang zu den Volltexten der identifizierten Studien heraus. Die Volltexte stellen die Grundlage zur Filterung der Studienergebnisse dar. Die intensive Bearbeitung und präzise Ausarbeitung der Studieninhalte erfüllt den Zweck einer qualitativ hochwertigen Filterung der Informationen. Des Weiteren steht die Garantie der Validität und der Aussagekraft der Studie im Mittelpunkt des gesamten Rechercheprozesses. Jede Studie muss das Kriterium einer kontrollierten und randomisierten Studie erfüllen, um den Anforderungen an eine gesundheitsökonomische Evaluation gerecht zu werden. Sowohl bei der COPD als auch der CHI liegt das Augenmerk auf der Darstellung der am meisten zitierten Forschungsarbeiten in der Sekundärliteratur. Insgesamt werden sechs Studien der chronischen Herzinsuffizienz und sieben Studien der chronisch obstruktiven Lungenerkrankung schriftlich dargestellt. Zur Veranschaulichung der Ergebnisse werden diese, ergänzt durch weitere Studien, anhand zusammenfassender Tabellen illustriert. Bei der chronischen Herzinsuffizienz liegt der Fokus ausschließlich auf nationalen Studien. Dabei erfolgt bewusst die nationale Einschränkung, um ein Ergebnis für das deutsche Gesundheitssystem zu gewährleisten. Darüber hinaus ermöglicht die hohe Anzahl nationaler Studien eine realitätsnahe Abbildung der telemedizinischen Forschungslage in Deutschland. Dem gegenüber gestaltet sich die Literaturrecherche bei der COPD im Rahmen der vorliegenden Arbeit diffiziler. Aus Zwecken der Stichhaltigkeit und Vollständigkeit beinhaltet die Darstellung neben nationalen auch internationale Studien. Die geringe Anzahl an nationalen Studien, allein an rein klinischen Effekten, erfordert einen Blick auf die internationale Studienlage.

Im Idealfall wird die Validität einer Quelle grundsätzlich durch die Identifizierung mehrerer inhaltsgleicher Quellen überprüft. Dies gewährleistet eine hohe Informationsqualität. In gleichem Maße sichert die mehrmalige Zitation einer Studie ein gewisses Maß an Stichhaltigkeit und Qualität. Die Durchführung des beschriebenen Vorgangs der Literaturidentifizierung ermöglicht in der Diskussion den Vergleich und die Gegenüberstellung der einzelnen Studien. Die Darstellung der Ergebnisse bildet die Grundlage zur Beantwortung der Fragestellung, ob der Telemedizin ein Zusatznutzen im Vergleich zu den herkömmlichen Therapieweisen zuzuschreiben ist, und liefert ein abschließendes Fazit. Diesem Fazit schließt sich ein Ausblick auf die zukünftige Entwicklung der Telemedizin an.

5 Kosten und Nutzen von Telemedizin bei chronischen Krankheiten

Um die Kosten und den Nutzen der Telemedizin zu bewerten und zu analysieren werden im Folgenden eine Auswahl an Studien und Reviews zu den Krankheiten der chronisch obstruktiven Lungenerkrankung und der chronischen Herzinsuffizienz dargestellt. Dieses Kapitel verfolgt das Ziel, einen Überblick über die wichtigsten Studien zur Kosten-Nutzen-Einordnung der Telemedizin bei den beiden genannten chronischen Krankheiten zu schaffen. Die folgende Darstellung bildet die Grundlage für den späteren Vergleich der Studien. Wie bereits erläutert, beschränkt sich die Schilderung der Studienlage bei der CHI auf nationale Untersuchungen, jedoch werden bei der COPD auch internationale Studien herangezogen.

5.1 Kosten-Nutzen-Analysen bei der COPD

Chronische Krankheiten der Lunge, die sich bei Belastung durch Atemnot und Hustenanfälle äußern, werden unter dem Oberbegriff der chronisch obstruktiven Lungenerkrankung (engl.: Chronic Obstructive Pulmonary Disease) zusammengefasst. Dieses Krankheitsbild kann die Lebensqualität deutlich reduzieren und gilt durch erhöhte Gesundheitsausgaben und vermehrte Krankenhausaufenthalte, bei drei bis fünf Millionen erkrankten Deutschen, als immenser Kostentreiber für das Gesundheitssystem. (Larisch, 2011) Im Jahr 2012 war die chronisch obstruktive Lungenerkrankung mit 26.654 Todesfällen eine der häufigsten Todesursachen in Deutschland. (Statistisches Bundesamt, 2012b)

5.1.1   Mc Lean et al.: Cochrane Review (2012)

Ein Review der Cochrane Database of Systematic Reviews aus dem Jahr 2011 setzt sich mit der COPD auseinander. Dabei werden Studien basierend auf der Primär-, Sekundär- und Intermediärversorgung einbezogen. Darüber hinaus wird keine Beschränkung auf kulturelle und ethische Merkmale unternommen. Die Eigenschaften der beiden Untersuchungsgruppen bei den unterschiedlichen randomisierten Studien, vor allem bei der Definition des „usual care", variieren bei der Häufigkeit und der Intensität des klinischen Kontakts. Die primäre Fokussierung bei der Studienübersicht liegt auf der Lebensqualität der Patienten, der Anzahl dieser mit einem oder mehreren Krankenhausaufenthalten innerhalb eines Jahres und der Anzahl der Todesfälle. Zusätzlich wurden die Patientenzufriedenheit und die Kosten eruiert. Nach der intensiven Studienrecherche wurden zehn Studien aus zwölf wissenschaftlichen Artikeln mit 1.004 involvierten Patienten klassifiziert, welche die Einschlusskriterien der Cochrane-Analyse erfüllen. Die Gemeinsamkeiten der Studien liegen in einem regelmäßigen Kontakt zwischen dem Patienten und dem medizinischen Fachpersonal. Dieser erfolgte über Telefon, Internet oder Videokonferenz. (Mc Lean et al., 2012, S. 739-749) Die folgende Tabelle illustriert vier Studien, in denen signifikante Unterschiede zwischen der Interventionsgruppe (IG) und der Kontrollgruppe (KG) festzustellen sind:

Cochrane-Review	Studienbeschreibung	Studienaufbau	Studienendziele
Vitacca et al. (2009)	240 Teilnehmer (IG:101; KG:139) Aufnahmekriterium (AK): Hospitalisierung in letztem Jahr	Telemonitoring: Pulsmesser, 24-Stunden-Notfall-Service	Reduzierung: Krankenhausaufenthalte, Hausarztbesuche, Notaufnahmen; Kosten für Telemedizinausstattung
Bourbeau et al. (2003)	191 Teilnehmer (IG: 95; KG: 96) AK: Hospitalisierung im letzten Jahr aufgrund von Exazerbation	Self-management-Programm: 1 Stunde/Woche COPD-Home-Training durch Fachpersonal (7 Wochen); danach wöchentlich Telefonanrufe (8 Wochen)	Kosteneffektivität d. Anwendung, Lebensqualität nach SGRQ, Verwendung der Gesundheitsleistungen (Notaufnahmen, Krankenhausaufenthalte etc.)
de Toledo et al. (2006)	157 Teilnehmer; Rekrutierung während Krankenhausaufenthalt (COPD Exazerbation)	Videokonferenz durch web-basierte Einrichtungen; zusätzlich Telemonitoring von Gesundheitsdaten; jederzeit Kontakt möglich	Anzahl der Krankenhauseinweisungen, Notaufnahmen, Mortalität, Akzeptanz und Kommunikationskosten
Casas et al. (2006)	155 Teilnehmer; AK: alle Teilnehmer mit vorherigen COPD Exazerbationen	webbasierte Telefonanrufe durch Fachpersonal; krankheitsspezifische physische und soziale Weiterbildung durch Fachpersonal	Lebensqualität nach SGRQ; Reduzierung der Krankenhauseinweisungen, Mortalität; klinische Parameter

Abbildung 2: Inhalte des Cochrane Review; eigene Darstellung in Anlehnung an Mc Lean et al., 2012, S. 742-743

Die Studie von Vitacca et al. stammt aus dem Jahr 2009. Der Einfluss der Telemedizin auf die Krankenhausaufenthalte und die Exazerbationen der Patienten ist anhand der 101 Patienten umfassenden Telemonitoringgruppe und der 139 Personen umfassenden Kontrollgruppe untersucht worden. Das Ergebnis ist eine Verringerung der Krankenhausaufenthaltsdauer um 36 %. Des Weiteren sind in der Interventionsgruppe die Exazerbationen um 71% sowie die Arztanrufe um 65% gesunken. (Vitacca et al., 2009, S. 415) Bourbeau untersuchte die absolute Häufigkeit der Exazerbationen bei der COPD. Dabei konnte eine geringe signifikante Vorteilhaftigkeit der telemedizinischen Betreuung festgestellt werden. Die Exazerbationsrate liegt bei 299 Fällen in der Interventionsgruppe (n = 95) und bei 362 in der Kontrollgruppe (n = 96). Zusätzlich ist ein Rückgang der Notaufnahmen, der Hospitalisierung und der Mortalität zu beobachten. Die Zahl der Notaufnahmen reduziert sich dabei um 41%. (Bourbeau et al., 2003, S. 590) Bei de Toledo et al. zeigt sich eine signifikante Reduktion der Krankenhausaufenthalte (OR: 0,50) und der Notaufnahmen (OR: 0,47). In der Folge haben die Teilnehmer der Interventionsgruppe eine 0,50 bzw. 0,47 mal höhere Chance, einen Krankenhausaufenthalt zu benötigen bzw. in die Notaufnahme eingeliefert zu werden, als in der Kontrollgruppe.

Neben einer Reduzierung der Krankenhauseinweisungen und der Mortalität ist in der Studie von Casas und Bourbeau auch eine Erhöhung der Lebensqualität ersichtlich. Diese erfolgt nach den Richtlinien der St. Georges Respiratory Questionnaire (SGRQ), das eine Messung der Effekte einer Intervention auf das Wohlbefinden und die Gesundheit der Teilnehmer vornimmt. Als Resultat einer umfassenden Befragung entsteht ein Wert zwischen 0 und 100, wobei eine hohe Maßzahl für eine geringere Lebensqualität steht. (Blozik et al., 2009) Bei Bourbeau verringert sich die Mittelwertdifferenz um 4,00 Punkte, Casas beziffert eine Verbesserung der Lebensqualität um 11,60 Punkte, bei einem großen Konfidenzintervall.

5.1.2   De San Miguel et al.: Silver Chain (2013)

In einer randomisierten Studie von Silver Chain, einer australischen Gesundheitsorganisation, wurden 36 Teilnehmer der Telemonitoring-Gruppe und 35 Patienten der Kontrollgruppe zugeordnet. Das Durchschnittsalter liegt bei 71 Jahren in der Telehealth-Gruppe bzw. bei 74 Jahren in der Kontrollgruppe. Der Frauenanteil ist dabei in der Interventionsgruppe höher (61,1%) als in der Vergleichsgruppe (42,9%). Dennoch unterliegen die demographischen Charakteristiken keiner statistischen Signifikanz. Die Kosten der Telemonitoring-Gruppe werden in zwei Typen unterteilt. Die anfallenden Kosten für die telemedizinische Ausstattung, zum Beispiel für das Monitoring-System, belaufen sich auf 48.768 USD. Die Kosten für die Betreuung des Monitoring und die Heimbesuche von speziell geschultem Personal betragen 35.291 USD (vgl. Anhang: Abb. 14). Des Weiteren setzt die Studie mithilfe der Kostendifferenz beider Gruppen, die Kosten der Telemedizinpopulation in Relation zur Kontrollgruppe. Die folgende Tabelle verdeutlicht die Ersparnisse und die Aufwendungen:

Silver Chain	Anzahl der Teilnehmer		Kosten einer Einheit in $	Kostenersparnis durch Telemedizin in $
	Telemedizingruppe	Kontrollgruppe		
Hausarztbesuche	502	416	48	-4.128
Spezialistenbesuche	190	192	72	144
Notaufnahmen	36	42	465	2.790
Krankenhausaufenthalte	32	52		
Dauer der KHA	212	366	1468	226.072
		jährliche Gesamtersparnis		224.878

Abbildung 3: Kostenersparnisse durch die Telemedizin in Anlehnung an de San Miguel et al., 2013, S.655

Mithilfe der vorliegenden Tabelle wird deutlich, dass der Einsatz von Telemedizin zu erheblichen Kosteneinsparungen bei der Dauer des Krankenhausaufenthaltes (226.072 USD) führt. In der Kontrollgruppe sind lediglich die Kosten für die Hausarztbesuche geringer. Insgesamt betragen die Kosteneinsparungen durch die Telemonitoringmaßnahmen 224.878 USD. Hochgerechnet ergibt sich durch das Telemonitoring bei einer Populationsgröße von 36 Teilnehmern eine jährliche Einsparung in Höhe von 2.931 USD pro Person (vgl. Anhang Abb. 14). Das Telemonitoring hat also das Potenzial die klinischen Parameter von COPD-Patienten, insbesondere die Krankenhausaufenthalte, zu reduzieren und somit eine geringere Inanspruchnahme der Gesundheitsleistungen und eine Kosteneinsparung zu erzielen. (de San Miguel et al., 2013, S. 652-658)

5.1.3 Paré et al. 2006 und Paré et al. 2013

Zwei weitere randomisierte Studien zu den Kosten-Nutzen-Analysen von telemedizinischen Anwendungen bei Lungenerkrankungen stammen von Guy Paré.

Für Patienten mit COPD wurde eine cost-minimization-Analyse in Form eines Telehomecare-Programms durchgeführt. Dabei wurden die Effekte und Kosten bei zwei unterschiedlichen Gruppen miteinander verglichen. Eine 19-köpfige Patientengruppe wurde mit Telehomecare-Geräten ausgestattet, wohingegen in der Kontrollgruppe zehn Patienten durch Heimpflege ohne telemedizinische Anwendungen betreut wurden. Aufgrund der Verwendung der Telehomecare-Geräte verringerten sich die Heimbesuche des medizinischen Fachpersonals und die Krankenhausaufenthalte. Über eine Zeitspanne von sechs Monaten betrugen die Kostenersparnisse 355 USD pro Patient, was einem Nettogewinn von 15 % gegenüber der Heimpflege ohne Telemedizin entspricht. (Paré et al., 2006, S. 114-121)

Die zweite Studie von Paré untersucht im Rahmen eines retrospektiven und prospektiven Vergleichs randomisierte Studien regionaler Homecare-Services in Kanada. Über einen Zeitraum von 21,5 Monaten wurden zwei Gruppen mit jeweils 60 Patienten mit telemedizinischer Fernbetreuung bzw. herkömmlichen regelmäßigen Hausdiensten untersucht. Dabei standen der Verbrauch von Gesundheitsleistungen und die Wirtschaftlichkeit der Telemedizinanwendungen bei der Interventionsgruppe im Zentrum der Analyse. Das Telehomecare-Programm ergab im Vergleich zum traditionellen Homecare eine jährliche Kostenersparnis von 1.613 USD und damit einen Nettogewinn von 14%. (Paré G. et al., 2013, S. 35-47) Zum Zweck einer umfassenderen Darstellung der Studienlage veranschaulicht die folgende Tabelle neben der Silver-Chain-Studie und den beiden Studien von Paré et al. zusätzlich drei weitere

Studiendesigns. Diese werden anhand der Vitalparameter, des Studienaufbaus, der Ergebnisse und des Evidenzgrades unterteilt:

Autoren/ Studiencharakteristika	Evidenzgrad	Vitalparamaeter	Studienaufbau/ Indikatoren	Ergebnisse
Stickland, Jourdain, Wong et al. (2012)	Kontrollierte Interventionsstudie	Lebensqualität; 12 min. Spaziergang	Interventionsgruppe: Sport + Gruppenschulung (Video) Kontrollgruppe: Sport + Schulung (persönlich)	Ähnlich große Verbesserung der Lebensqualität in beiden Gruppen
Holland (2013)	Kontrolliertes randomisiertes Studiendesign	Krankenhausaufnahmen	Home-Monitoring; Übertragung von Messdaten d. Vitalparameter an Monitoring-Team; monatliche Videokonferenzen zur Besprechung	geringere Rate von Krankenhausaufnahmen pro Patient (0,49 vs. 1,17)
Segrelles Calvo, Gómez-Suàrez, Soriano et al. (2014)	Cluster Assignment, kontrolliertes Studiendesign	Notaufnahmen, Hospitalisierungen, Dauer d. Krankenhausaufenthalt e, Dauer bis zur nächsten Exazerbation	tägl. Messung Vitalwerte d. Patienten; Übertragung an telemedizin. Zentrum; bei gefährl. Abweichungen: Eingreifen des Fachpersonals	weniger Notaufnahmenbesuche (20 vs. 57); weniger Hospitalisierungen (12 vs. 33); Dauer Krankenhausaufenthalte (105 vs. 276 Tage); erhöhte Dauer bis Exazerbation (141 vs. 77 Tage)
Silver Chain: de San Miguel, Lewin, Smith (2013)	Kontrolliertes randomisiertes Studiendesign	Dauer der Krankenhausaufenthalt e, Hausarztbesuche	Betrachtung der Kosten wegen Krankenhausaufenthalt, Kosten der Telemonitoringausstattung und der Betreuung durch Fachpersonal	geringere Anzahl an Krankenhausaufenthalte, höhere Kosten wegen öfteren Hausarztbesuchen (insg. jährl. Kostenersparnis 2.931$ p.P)
Paré , Gauthier, Sicotte et al. (2006)	Kontrolliertes randomisiertes Studiendesign	Heimbesuche von medizin. Fachpersonal, Hospitalisierungen	Messung der Heimbesuche, Betrachtung des Telefonkontaktes zw. Patient und Fachpersonal	geringere Krankenhausaufenthalte, jedoch mehr Telefonkontakt in Interventionsgruppe, Kostenreduktion in IV-Gruppe um 15 % (halbjährlich 355 $)
Paré, Beaupré, Lefrancois et al. (2013)	Kontrolliertes randomisiertes Studiendesign	Verbrauch von Gesundheitsleistungen (Notaufnahme, Krankenhausaufenthalt e, Heimbesuche) und ökonomische Viabilität	Interventionsgruppe: Telehomecare; Kontrollgruppe: Standard Heimbetreuung	Anzahl der Krankenhaustage und der Notaufnahmen sinkt; Einsparungen um 14 % (jährlich 1.613 $ pro Patient)

Abbildung 4: Ergebnisse des Telemonitoring bei der COPD eigene Darstellung in Anlehnung an Beckers, 2014

5.2 Kosten-Nutzen-Analysen bei chronischer Herzinsuffizienz

Die chronische Herzinsuffizienz ist mit geschätzten 1,8 Millionen Betroffen und jährlich 200.000 Neuerkrankungen eine der häufigsten internistischen Krankheiten in Deutschland. Besonders betroffen sind Patienten, die älter als 65 Jahre sind. Dabei leiden bei den Über-80-Jährigen bereits 10% an dieser Herzerkrankung. (Helms et al., 2007, S. 624) Im Jahr 2012 erweist sich die CHI mit 46.410 Todesfällen und einem prozentualen Anteil von 5,3 % als die dritthäufigste Todesursache in Deutschland. (Statistisches Bundesamt, 2012b) Die Folgen einer CHI-Erkrankung treffen sowohl den Patienten als auch das Gesundheitssystem in hohem Maße. Die Häufung der Krankenhausaufenthalte bei einer durchschnittlichen Verweildauer von mehr als 14 Tagen schmälert die Lebensqualität immens. Darüber hinaus liegt die 1-Jahres-

Sterblichkeit bei vorangeschrittenem Krankheitsstadium bei 43 %. (Müller et al., 2008) Die finanzielle Belastung für das Gesundheitssystem resultiert insbesondere aus der hohen Anzahl an Erkrankungen, der damit verbundenen Notwendigkeit der stationären Aufenthalte und der permanenten Behandlung des jeweiligen Stadiums der Krankheit. (Helms et al., 2007, S. 624) Im Jahr 2008 hat die chronische Herzinsuffizienz Krankheitskosten in Höhe von 3,228 Mrd. € erzeugt. (Statistisches Bundesamt, 2008) Es ist davon auszugehen, dass die erhöhte Lebenserwartung und die Alterung der Gesellschaft auch die Kosten der CHI weiter steigen lässt. (Statistisches Bundesamt, 2009) Im Folgenden werden die nationalen Studien zur Vorteilhaftigkeit der Telemedizin bei der chronischen Herzinsuffizienz dargestellt.

5.2.1   Augustin und Henschke: Systematischer Review (2012)

Das Fachgebiet des Managements im Gesundheitswesen der Technischen Universität Berlin untersuchte in einem systematischen Review die Kosten- und Nutzeneffekten des Telemonitoring bei chronischer Herzinsuffizienz. Die Literaturrecherche ergab 16 kontrollierte randomisierte Studien, die nach Anwendung der Kriterien für die Studienform als relevant befunden wurden. Die Kriterien erfüllen die Eigenschaften eine Standardtherapie als Vergleichsobjekt, einer Metaanalyse, einer randomisiert kontrollierten oder einer gesundheitsökonomischen Studie. Im Folgenden liegt der Fokus auf den nationalen Studien. Dabei werden die Ergebnisse von Köhler, Kielblock, Angermann, Neumann und Heinen-Kammerer betrachtet. Die beiden letzten Genannten führen eine Kosten-Effektivitätsanalyse durch. Die folgende Tabelle gewährt einen zusammenfassenden Überblick über die Studiencharakteristika:

Studie	IG	KG	IG	KG	männlich	weiblich	Untersuchungsz eitraum
	Durchschnittsalter		Teilnehmer		Geschlechterverteilung		
Angermann et al.	69 +- 12		352	363	71%	29%	6 Monate
Kielblock et al.	71,7 + 10,2	76,5 +-11,3	251	251	51,05%	48,95%	12 Monate
Köhler et al.	66,9+-10,8	66,9 +- 10,5	354	356	81,25%	18,75%	12-28 Monate
Heinen-K. et al.	62,8 +- 9,1	64,1 +- 9,7	111	111	89%	11%	6 Monate
Scherr et al.	66 +-10	67 +-11	120	54	71,20%	28,80%	6 Monate

IG: Interventionsgruppe; KG: Kontrollgruppe

Abbildung 5: Charakteristika der nationalen Studienlage bei der CHI, Augustin und Henschke., 2012, S. 119

5.2.1.1   Köhler et al. (2010)

Die von Köhler et al. durchgeführte randomisierte und kontrollierte Telemedizinstudie TIM-HF gilt weltweit als eine der größten Studien zur telemedizinischen Anwendung bei chronischer Herzinsuffizienz. An dieser Studie nahmen 710 Patienten teil, die jeweils zur Hälfte der Telemonitoringgruppe und der Kontrollgruppe zugeordnet wurden. Die Studie wurde über einen Zeitraum von mindestens zwölf bis maximal 28 Monaten (durchschnittlicher Follow-up von 21 Monaten) im Clinical Trial Center und der Universität Leipzig durchgeführt. Bei der Rekrutierung der Patienten wurde darauf geachtet, dass die Vielfalt und Verteilung der Ambulanztypen die unterschiedlichen regionalen Gegebenheiten mit einschließen. Darüber hinaus wurden umfangreiche Einschluss- und Ausschlusskriterien (vgl. Anhang, Abb. 15/16) für die Teilnahme an der Studie definiert und die Patienten mithilfe der NYHA-Klasse, den Vitalzeichen und der Behandlung klassifiziert

In der Interventionsgruppe wurden die Patienten mit Blutdruck- bzw. Körpergewichtmessgeräten und einem Elektrokardiogramm in Form eines persönlichen digitalen Assistenten (PDA) ausgestattet. Mittels Mobilfunknetz wurden die erhobenen Daten des Patienten täglich an einen zentralen Server weitergeleitet. Zusätzlich wurde neben einem monatlich strukturierten Telefonkontakt ein Notfalldienst eingeführt. Der primäre Endpunkt der Studie ist die Gesamtmortalität aus kardiovaskulären Gründen. Sekundäre Endpunkte sind die Kombination aus kardiovaskulärer Sterblichkeit und Hospitalisierung, verlorene Tage durch Tod oder Hospitalisierung, kardiovaskuläre Krankenhausaufenthalte und die Lebensqualität. Als weitere sekundäre Endpunkte sind die Anzahl der Krankenhaustage und die Veränderungen der Lebensqualität bzw. der NYHA-Klasse anzuführen. (Köhler et al., 2010, S. 1874-1875)

Die folgende Tabelle stellt die Ergebnisse der primären und sekundären Untersuchungspunkte:

TIM-HF	Interventionsgruppe		Kontrollgruppe		Hazard Ratio (95 %, KI)
	Gesamtanzahl	Patientenanzahl (Inzidenz pro 100 Patientenjahre)	Gesamtanzahl	Patientenanzahl (Inzidenz pro 100 Patientenjahre)	
Primäre Endpunkte					
Todesfälle	54	54 (8,43)	55	55 (8,68)	0,97 (0,67-1,41)
Tod aufgrund von HKU	40	40 (6,24)	46	46 (7,26)	0,86 (0,56-1,31)
Sekundäre Endpunkte					
KHA wegen HI/ Tod aufgrund von HKU	153	87 (14,70)	160	95 (16,51)	0,89 (0,67-1,19)
Anzahl der KHA	486	192 (44,90)	394	179 (39,13)	1,12 (0,91-1,37)
KHA aufgrund von HKU	290	141 (27,79)	248	132 (26,05)	1,07 (0,84-1,35)
KHA aufgrund von CHI	113	64 (10,81)	114	74 (12,86)	0,84 (0,60-1,18)
HKU=Herz-Kreislauf-Ursachen; KHA=Krankenhausaufenthalte; CHI=Herzinsuffizienz;					

Abbildung 6: Studienergebnisse TIM-HF I in Anlehnung an Köhler et al., 2010, S. 1877

Bei der Gesamtmortalität entsteht kein signifikanter Effekt durch das Telemonitoring. Das Hazard Ratio nahe 1 verdeutlicht den fehlenden Zusammenhang. Die Rate des Follow-up pro 100 Personen-Jahre liegt in der Interventions-Gruppe bei 8,4% im Vergleich zu 8,7 % in der Kontrollgruppe.

5.2.1.2 Kielblock et al. (2007)

Im Zentrum der Studie von Kielblock et al. aus dem Jahr 2005 steht primär der Einfluss einer telemedizinischen Intervention auf die Anzahl der Krankenhausaufenthalte. Die sekundären Studienziele verfolgen den monetären Effekt auf die Behandlungskosten und die Entwicklung der Sterblichkeit. Die telemetrisch überwachte Interventionsgruppe umfasst 251 Patienten. Dem gegenüber steht die Kontrollgruppe mit ebenfalls 251 Patienten. In einer Zeitspanne von mindestens sechs bis maximal 18 Monaten wurde der Zustand des Herz-Kreislauf-Systems in beiden Gruppen dokumentiert. Dabei wurden die Daten einer telemetrischen Körperwaage täglich an eine medizinische Datenbank übermittelt.

Die Anzahl der Krankenhausaufenthalte konnten im Vergleich zur Kontrollgruppe um 48% reduziert werden. Damit einhergehend sanken die Kosten für stationäre Behandlungen um 45%. Die gesamte Kostenreduktion, mit Einbezug der gestiegenen Arzneimittelkosten um 14,9 %, beläuft sich auf 39,5 %. Die Betrachtung des Wertes der eingesetzten Mittel im Verhältnis zu den eingesparten Gesundheitsleistungen ergibt ein Einsparungsverhältnis (ROI) von 3:1. Signifikante Unterschiede konnten bei der Kostenreduktion bei Männern (54,7%) und Frauen (13,7%) festgestellt werden. Der Grund für die Abweichung, die insbesondere auch in der Anzahl der Krankenhausaufenthalte deutlich wird, ist jedoch unklar. Signifikante Verbesserungen wurden im Endpunkt „Mortalität" festgestellt. Nach Adjustierung von Alter, Geschlecht und Beobachtungsdauer ergab sich in der Interventionsgruppe eine Mortalität von 14,7% im Vergleich zu 27,1 % in der Kontrollgruppe. Des Weiteren war die Bereitschaft der Teilnahme an der Studie bei Männern (38,6 %) höher ausgeprägt als bei Frauen (28,7%). (Kielblock et al., 2007, S. 417-422)

5.2.1.3 Angermann et al. (2011)

Eine weitere nationale Studie des Review stammt von Angermann et al. von der Universität Würzburg. Der Interventionsgruppe wurden 352 Patienten zugeteilt, während die Kontrollgruppe 363 Patienten umfasst. Die vom Interdisziplinären Netzwerk Herzinsuffizienz (INH) entwickelte kontrollierte und randomisierte Studie beinhaltet ein durch eine Krankenschwester koordiniertes HeartNetCare (HNC). Dieses HNC überwacht die Patienten mittels telemetrischer Geräte und durch den Einbezug medizinischen Fachpersonals. Als Endpunkte der Studie sind die verbleibende Lebenszeit, Symptome eines Herzversagens und die Lebensqualität anzuführen. Insgesamt verstarben 32 Interventionsteilnehmer und 52 Kontrollgruppenteilnehmer (Hazard Ratio 0,62 95% KI, 0,40-0,96, p=0,3). Der Hazard-Ratio-Wert von 0,62 veranschaulicht das reduzierte Mortalitätsrisiko. Des Weiteren verbesserten sich die körperliche Funktionsfähigkeit und die körperliche Gesundheit. Die erhöhte Lebensqualität schlägt sich in einer Verbesserung der NYHA-Klasse und somit einer Reduzierung der Medikamentendosierung nieder. Jedoch liegen in den Studienergebnissen keine signifikanten Unterschiede zwischen der Interventionsgruppe und der Kontrollgruppe vor. (Angermann et al., 2011, S.25-35)

5.2.1.4 Neumann et al. (2009)

Die Studie von Neumann et al. umfasst neben den klinischen Komponenten auch als lediglich eine von zwei nationalen Studien eine Kosten-Effektivitätsanalyse. Dabei ist zusätzlich der Ressourcenverbrauch, dargestellt mithilfe der Krankenhausaufenthalte, der Arztkontakten und des Medikamentenverbrauchs, erhoben worden. Dies geschah durch die Ausarbeitung und Beantwortung eines standardisierten Fragebogens. In der Interventionsgruppe dieser randomisierten und kontrollierten Follow-Up-Studie steht im Zentrum der Untersuchung die Betrachtung des Krankheitsmanagements der chronischen Herzinsuffizienz und seiner Kosteneffektivität im Vergleich zur Standardversorgung. Die anfallenden Kosten werden für die Interventionsgruppe (n=352) und die Kontrollgruppe (n=363) in spezifische direkte und indirekte Kosten unterteilt (vgl. Anhang, Abb. 17). Die durchschnittlichen Kosten in der Interventionsgruppe pro Patient und Halbjahr belaufen sich auf 5.906 € (Kontrollgruppe: 5.261€). Die Aufteilung der Kostenarten variieren kaum, lediglich die Kosten die durch Kontakten zu anderen Ärzten wegen abweichender Krankheitsbilder entstanden, unterscheiden sich. Als anteilig größter Kostentreiber erweisen sich die Krankenhausaufenthalte (IG: 40% bzw. KG: 42 %). Bei Betrachtung der Endpunkte der Hospitalisierung und der Kombination aus Tod und/oder Hospitalisierung liegt kein signifikanter Unterschied zwischen den beiden Gruppen vor. Eine Signifikanz ist bei der Abweichung der Todesfälle zwischen den Gruppen festzustellen. Die Todesfälle belaufen sich in der Kontrollgruppe auf 51 Verstorbene (14%) und in der Interventionsgruppe lediglich auf 28 Todesfälle (8%). Somit ergibt die Kosten-Effektivitätsanalyse 10.582 € pro verhindertem Todesfall. Die inkrementellen Kosten zwischen den Gruppen betragen 684 €. Das Ergebnis der Kosten-Nutzen-Analyse wird in einem Geldbetrag pro gewonnenes QALY angegeben. Die Erhebung der Daten zur Lebensqualität wurde mittels des EQ-5D durchgeführt. Dabei betragen die inkrementellen Kosten durchschnittlich 1.023 €. Die mittleren QALYs unterliegen einer signifikanten Unterscheidung. Aus diesem Grund resultiert für die Kosten-Nutzwert-Analyse insgesamt ein Betrag von 31.685 € je gewonnenes QALY. Die folgende Tabelle illustriert die geschilderten Ergebnisse:

Endpunkte	Interventionsgruppe	Kontrollgruppe	p-Wert
Kombination Tod und/oder Hospitalisierung	37 % (n=352)	38 % (n=363)	0,77
Hospitalisierungsrate	34% (n=352)	31 % (n=363)	0,28
Mortalität	8% (n=352)	14 % (n=363)	0,02
Mittelwert QALY	0,354 (n=240)	0,321 (n=238)	0,05

Abbildung 7: Medizinische Effekte und Ergebnisse des Telemonitoring in Anlehnung an Neumann et al., 2009

5.2.1.5   Heinen-Kammerer et al. (2006)

Mit der Frage, ob eine telemedizinische Betreuung der Patienten mit CHI in Bezug auf die Standardtherapien kosteneffektiver ist, beschäftigen sich ebenfalls Heinen-Kammerer et al. Diese gesundheitspolitische Sichtweise wird anhand des Telemedizin-Projektes „Zertiva" der Techniker Krankenkassen untersucht. Die zu untersuchenden Effekte der Kosten-Effektivitäts-Analyse verfolgen die Vermeidung stationärer Aufenthalte von CHI-Patienten. Die Deklarierung der Kosten umfasst einerseits die Kosten der Therapie und andererseits die Kosten der unerwünschten Ergebnisse. Die verwendete Analysenform beginnt mit der Krankenhausentlassung eines Patienten über einen Zeitraum von 180 Tagen. Die Patientenauswahl erfolgt mithilfe der Datenbank des „Zertiva"-Projektes der Techniker Krankenkasse. Das Projekt umfasst eine Schulung und 24-Stunden erreichbare Telefonbetreuung des telemedizinischen Zentrums. Dabei erfolgt eine Unterteilung in die relevanten Patientencharakteristika und eine Klassifizierung in die NYHA-Stadien II, III, IV. Die Gesamtanzahl der Kontrollgruppe ist mit 988 Patienten deutlich höher als die der Telemedizingruppe (n=164). Des Weiteren übersteigt das Durchschnittsalter der Standardgruppe jenes der Telemedizingruppe um neun Jahre. Ebenso ist der Anteil der männlichen Teilnehmer deutlich höher als jener der Frauen. Zur erleichterten Vergleichbarkeit erfolgen ein sogenannter Matched-Pairs-Prozess und eine Reduzierung der Patientenzahl auf jeweils 111 Personen. Die folgende Tabelle stellt die Auswertungsergebnisse über einen Zeitraum von einem halben Jahr dar:

Parameter	Kontrollgruppe	Telemedizingruppe
Patientenanzahl	111	111
Tage der Arbeitsunfähigkeit pro Patient (durchschnittlich)	6,46	2,91
Einweisungen pro Patient	0,5676	0,3333
Krankenhaustage insgesamt	754	196
durchschnittliche Krankenhaustage	11,97	5,3
durchschn. Rehabilitatonstage pro Patient	5,95	0,59
Krankenhhauskosten insg. (inkl. Rehabilitation)	370.031 Euro	101.329 Euro
durchschn. stationäre Kosten (inkl. Rehabilitation)	5.873,5 Euro	2.739 Euro

Abbildung 8: Ergebniss des Projektes „Zertiva" in Anlehnung an Heinen-Kammerer et al., 2006, S. 543

Die Darstellung verdeutlicht eine Verringerung der Rehospitalisierungsrate und eine verkürzte Dauer der Krankenhausaufenthalte. Daraus resultiert eine Kosteneinsparung bei den stationären Kosten und den Krankenhauskosten.

Zur Analyse weiterer Kostentreiber, wie dem Arzneimittelverbrauch, den Notarztkosten und den Leistungen im ambulanten Sektor, wurden die Daten der TEN-HMS herangezogen. (Rychlik, 1999) Die Kostenparameter ergeben sich aus der Arzneimitteltherapie, den ärztlichen Leistungen, der Arbeitsunfähigkeit und der telemedizinischen Ausstattung dar.

In der Endbetrachtung der Studie kommt es zur Gegenüberstellung der Gesamtkosten. Diese setzen sich aus den Endsummen beider Gruppen, und den berechneten effektivitäts-adjustierten Kosten der Therapien zusammen. Als Therapieerfolg gilt die Vermeidung stationärer Aufenthalte. Das Ergebnis der folgenden Tabelle zeigt, dass die Gesamtkosten und die effektivitäts-adjustierten Kosten bei der telemedizinischen Betreuung eindeutig kosteneffektiver sind:

Zertiva	Gesamtkosten	Erfolgsrate	effektivitäts-adjustierte Kosten
Standard	3.746 €	0,586	6.397 €
Telemedizin	2.292 €	0,748	3.065 €

*Werte aus Zertiva

Abbildung 9: Gesamt- und effektivitäts-adjustierte Kosten in Anlehnung an Heinen-Kammerer et al., 2006, S. 547

Die Tabelle verdeutlicht eine Kostenreduktion in Höhe von 1.454 € pro Patient, die sich beim Vergleich der Telemedizingruppe mit der Standardgruppe erschließen lässt. Bei Patienten mit erfolgreichem Behandlungsverlauf beträgt die Einsparung in der Telemedizingruppe 3.332 €. (Heinen-Kammerer et al., 2006, S.531-549)

5.2.2   Scherr et al. (2009)

Die im deutschsprachigen Raum durchgeführte Mobitel-Studie von Scherr et al. beschreibt ein Warnsystem, das drohende akute Dekompensationen vermeiden soll. Dabei werden die Patientendaten durch das Internet bzw. durch den Mobilfunk telemonitorisch erfasst und weitergegeben. Die randomisierte Studie wurde an 120 Patienten in der Interventionsgruppe und 54 Patienten in der Kontrollgruppe durchgeführt. Der Tod und die Hospitalisierung aufgrund von Herz-Kreislauf-Problemen stellen die primären Endpunkte dar. Diese Endpunkte erreichten 33% der Patienten in der Kontrollgruppe (n=18) im Vergleich zu 17% in der Telemedizingruppe (n=11). Die Krankenhausaufenthaltsdauer der telemedizinisch betreuten Patienten betrug im Mittelwert 6,5 Tage und somit 3,5 Tage weniger als bei den Patienten aus der Kontrollgruppe. (Scherr et al., 2009)

6   Diskussion

In diesem Kapitel erfolgt die Diskussion der Studienergebnisse und deren Vergleich. Dieser Gliederungspunkt dient der Darstellung der Ergebnisse zur Beantwortung der Themenstellung im darauf folgenden Fazit. Dabei kommt es zu einer kritischen Auseinandersetzung mit der Vorgehensweise und zur Darstellung von Limitationen. Schließlich wird ein Fazit gezogen, das einen Ausblick über die zukünftige Entwicklung beinhaltet.

6.1 Vergleich der Studien zur chronisch obstruktiven Lungenerkrankung

In den bisherigen Ausführungen wurden die Kosten-Nutzen-Analysen der Telemedizin bei der COPD exemplarisch an den Studien des Cochrane-Review, der Silver Chain Studie und den beiden Forschungsprojekten von Guy Paré erläutert. In allen Studien liegt der Fokus auf den Auswirkungen der telemonitorischen Anwendungen auf die studienspezifischen Endziele. Die Effekte der Telemedizin beziehen sich dabei auf die klinischen Parameter eines Untersuchungsobjekts. Ein Gebrauch der Instrumente der gesundheitsökonomischen Evaluation liegt dabei in den wenigsten Fällen vor. Die Silver Chain Studie bedient sich einer monetären Kostenerfassung, in Relation zur Kontrollgruppe. Das Studienergebnis beschreibt in der Interventionsgruppe eine Reduzierung der Krankenhausaufenthalte. Der Nutzen einer geringeren Inanspruchnahme von Gesundheitsleistungen geht einher mit einer absoluten Kosteneinsparung von 112.349 USD einher. Bei einer Beteiligung von 36 Patienten in der Interventionsgruppe ergibt sich eine jährliche pro-Kopf-Einsparung von 2.931 USD. Die beiden Studien von Guy Paré verfahren nach einem ähnlichen Schema. Die Studie aus dem Jahr 2006 erzielt bei einer Zeitspanne von sechs Monaten eine Kostenersparnis von 355 USD pro Patient. Die ermittelte Kosteneinsparung beträgt in der 2013 veröffentlichen Studie jährlich 1.613 USD pro Patient. In diesen Studien wird ersichtlich, dass der Einsatz von Telemonitoring, bei gleichzeitiger Kostensenkung, sowohl eine Reduktion der Krankenhausaufenthalte als auch der Dauer der Aufenthalte und der Einlieferungen in die Notaufnahme mit sich bringt. Beim Vergleich der Kostenreduktion müssen jedoch die Spezifitäten der Studien beachtet werden. Zum einen variiert der Studienzeitraum. Parés Studie aus dem Jahr 2006 erreicht - auf einen jährlichen Horizont hochgerechnet - ein monetäres Einsparungsergebnis von 710 USD. Dennoch ist eine Streuung in den Ergebnissen weiterhin vorhanden. In diesem Fall gilt es die Gegebenheiten der einzelnen Studien zu betrachten, beispielsweise eine Abweichung der Studienpopulationen. Bei Paré beinhaltete die Interventionsgruppe 19 bzw. 60 Teilnehmer bei einer Vergleichsgruppengröße von zehn bzw. 60 Teilnehmern. Die Silver Chain Studie untersuchte 36 Patienten in der Telemedizinpopulation und 35 in der Kontrollgruppe. Allgemein ist die Anzahl der Teilnehmer in allen Studien relativ niedrig, woraus eine geringe Aussagekraft der Ergebnisse resultiert. Eine Minimierung der Kosten ist in allen Studien gegeben. Gründe für die unterschiedlichen Studienergebnisse können die unterschiedlichen Zusammensetzungen der Interventions- und Kontrollgruppen, die verschiedenen Zeitintervalle der Studien und die regionalen Unterschiede sein. Eine gesundheitsökonomische Ergebnisdarstellung ist aufgrund der fehlenden Vergleichbarkeit und Einheitlichkeit der Studiendesigns nicht möglich.

Bei den Ausführungen des Cochrane-Reviews wird bewusst eine Beschränkung auf die vier Studien von Vitacca, Bourbeau, de Toledo und Casas vorgenommen. Der Hauptbeweggrund für die Auswahl dieser Studien liegt in ihrer erhöhten Aussagekraft. Die verbleibenden sechs Studien des Reviews bieten aufgrund ihrer besonderen Studiencharakteristik ein geringes Maß an Vergleichsmomenten und damit an Aussagekraft. Die folgende Abbildung veranschaulicht die Ergebnisse der vier Studien hinsichtlich der Kosten, Todesfälle, Krankenhausaufenthalte, Notaufnahmen und Lebensqualität:

Studie	Kosten	Todesfälle	Krankenhaus-aufenthalte	Notaufnahmen	Lebensqualität
Vitacca et al. (2009)	mittlere Gesamtkosten pro Patient: in Interventionsgruppe um 50% geringer als in Kontrollgruppe	keine Untersuchung	Reduktion der Krankenhausaufent-halte; Odds Ratio: 0,61 (95 % KI = 0,24 - 1,53)	Reduzierung der Notaufnahmen in der Interventionsgruppe (95% KI = 0,02 - 0,21)	keine Untersuchung
Bourbeau et al. (2003)	Kosten des Selfmanagement p.Patient: 3.378$;	Interventionsgruppe: 5 Todesfälle bei 96 Patienten; Kontrollgruppe: 9 von 95; OR: 0,53 (95 KI = 0,17-1,63)	Reduktion der Krankenhausauf-enthalte in der Interventionsgruppe bei einem Odds Ratio von 0,47	geringere Anzahl von Notaufnahmen in der Interventionsgruppe (Odds Ratio: 0,40)	Verbesserung der Lebensqualität bei einer Mittelwertdifferenz von - 4,00 (95%, KI= - 8,31 bis 0,31)
de Toledo et al. (2006)	telemedizinische Ausstattung: 36.469 €; Kommunikationskosten: 1.656 €; tägl. Kosten für Krankenhausaufent-halte: 220 €;	Interventionsgruppe: 14 Todesfälle bei 67 Patienten; Kontrollgruppe: 15 Todesfälle bei 90 Patienten	Odds Ratio: 0,50; signifikante Reduktion der Hospitalisierungen in der Interventionsgruppe	signifiaknte Reduktion der Notaufnahmen in der Interventionsgruppe; Odds Ratio: 0,47 (95 % KI = 0,24 - 0,89)	keine Untersuchung
Casas et al. (2006)	keine Angaben zu den Kosten	Interventionsgruppe: 12 Todesfälle bei 65 Patienten; Kontrollgruppe: 14 Todesfälle bei 90 Patienten; OR: 1,23	Reduktion der Krankenhausaufent-halte in der Interventionsgruppe im Vergleich zur Kontrollgruppe (OR: 0,40)	keine Untersuchung	Verbesserung der Lebensqualität bei einer Mittelwertdifferenz von - 11,60 (95%, KI= -21,11 bis -2,09)

Abbildung 10: Ergebnisse ausgewählter Studien des Cochrane Review in Anlehnung an Mc Lean et al., 2012, S. 746-747

Die in der dargestellten Tabelle untersuchten Studien verdeutlichen, dass die Besuche der Notfallambulanzen und die Krankenhausaufenthalte innerhalb eines Jahres signifikant zurückgegangen sind. Bei den Notaufnahmen befindet sich der Odds Ratio innerhalb einer Spannbreite von 0,40 – 0,50. Beispielhaft bedeutet ein Odds Ratio von 0,40 bei de Toledo, dass in der Interventionsgruppe gegenüber der Kontrollgruppe ein 0,40 mal höhere Chance besteht, eine Notaufnahme in Anspruch zu nehmen. Ebenso sind die Krankenhausaufenthalte in der Interventionsgruppe geringer, und die Schwankung des Odds Ratio liegt zwischen 0,40 und 0,61. Hierbei gilt es, die großen Konfidenzintervalle zu beachten, die eine Vergleichbarkeit erschweren. Bei den Todesfällen kann lediglich Bourbeau eine Reduktion feststellen. Eine Minderung der Mortalität kann weder de Toledo noch Casas vorweisen. Unter Berücksichtigung der großen Konfidenzintervalle liegt bei Bourbeau und Casas eine klinisch relevante Erhöhung der Lebensqualität nach dem SGRQ vor. Ein weiteres Resultat von Bourbeau gibt eine Rate von 362 Exazerbationen in der Interventionsgruppe im Vergleich zu 299 in der Kontrollgruppe an, bei einem relativen Risiko von 0,83 (95% KI= 0,74-0,92). Der Odds Ratio nahe 1 steht für die geringe signifikante Vorteilhaftigkeit der Telemedizin. Die Vergleichbarkeit der Studien von Silver Chain und Paré mit den Studien des Cochrane Reviews gestaltet sich durch die Anwendung verschiedener Studiencharakteristika schwierig. Neben unterschiedlich angewandten Vitalparametern bilden auch die verwendeten Telemonitoring-Anwendungen keine kohärente Einheit. Die klinischen Ergebnisse lassen auf eine Reduzierung der Dauer und der Anzahl der Krankenhausaufenthalte bzw. der Anzahl an Notaufnahmen schließen. Dabei bleibt kritisch anzumerken, dass bei der Mehrheit der Cochrane-Studien keine signifikante Vorteilhaftigkeit erkennbar ist. Wenngleich die Telemedizin zu keiner negativen Veränderung der bestehenden Therapiestandards führt, ist dennoch anzuführen, dass eine Signifikanz der telemedizinischen Überlegenheit in einem Teil der Studienergebnisse filterbar ist, jedoch nicht in allen. In dieser Arbeit wird dies bei der COPD einerseits mittels Quantifizierung der Kostenreduzierung und andererseits mit dem statistischen Maß des Odds Ratio dargestellt.

6.2 Vergleich der Studien zur chronischen Herzinsuffizienz

Hinsichtlich der Vorteilhaftigkeit der Telemedizin zeigen sich bei der Gegenüberstellung der nationalen Studien des Reviews von Augustin und Henschke unterschiedliche Ergebnisse. Zum Zweck einer umfangreicheren Darstellung der Studienlage wird zusätzlich die Mobitel-Studie von Scherr hinzugezogen. Die Problematik besteht auch hier in den fehlenden Vergleichsmomenten der Studien. Die dargestellten Studien weisen in ihrem Aufbau und den untersuchten Endpunkten breit gefächerte Charakteristika und Projektdurchführungen auf, welche die Analyse erschweren. Durch die Beschränkung der Kriterien auf die nationale Studienlage sind lediglich zwei Studien mit den Komponenten einer gesundheitsökonomischen Evaluation ausgestattet. Neumann und Heinen-Kammerer verwenden die Elemente einer Kosten-Effektivitäts-Analyse und einer Kosten-Nutzwert-Analyse. Die Mehrheit der Studien beschränkt sich auf die reine Beschreibung der klinischen Effektivität von Telemedizin. Bei Neumann liegt aufgrund der verringerten Mortalität und der gleichzeitig erhöhten Lebensqualität eine klinische Effektivität vor. Der Betrag von 10.582 € pro vermiedenen Todesfall stellt die Kosteneffektivität dar. Der Geldwert des QALY, also die Kosten für ein zusätzliches qualitäts-adjustiertes Lebensjahr, beträgt 31.685 €. Des Weiteren ist der Mittelwert des QALY in der Interventionsgruppe (0,354) signifikant höher als in der Kontrollgruppe (0,321). Diese Zahl beschreibt den Nutzwert, wobei eine vollkommene Gesundheit einen Wert von 1,00 hätte. (Reinhold,

2013) Eine Kosteneffektivität der telemedizinischen Intervention geht ebenso aus den Studienergebnissen von Heinen-Kammerer et al. hervor. Sowohl die Anzahl als auch die Dauer der Krankenhausaufenthalte gehen, bei gleichzeitigem Sinken der effektivitäts-adjustierten Kosten (3.332 €), zurück.

In den restlichen dargestellten Studien des Reviews von Augustin und Henschke stehen verschiedene primäre und sekundäre Endpunkte im Vordergrund. Grundsätzlich stehen jedoch die patientenrelevanten Endpunkte der Mortalität, Hospitalisierung, Dauer des Krankenhausaufenthaltes, Anzahl der Notaufnahmen und die Lebensqualität im Vordergrund. Bei der Sterblichkeit erweisen sich bei Angermann und Kielblock die telemedizinischen Anwendungen als effizienter. Dieses Ergebnis erzielt Kielblock ebenso bei der Dauer und Anzahl der Krankenhausaufenthalte. Darüber hinaus stellt Angermann eine Erhöhung der Lebensqualität fest. Die TIM-HF-Studie von Köhler erzielt bei den genannten Parametern ebenfalls eine Vorteilhaftigkeit der Telemedizin, jedoch sind diese weder signifikant noch nachweisbar. Zu Zwecken der Übersichtlichkeit sind die klinischen Effekte der bisherigen Ausführungen zusammen mit der MOBITEL-Studie in der folgenden Tabelle wiedergegeben:

Endpunkte	Studienautoren	Ursachen			
		CHI	Kardial	Alle	keine Angabe
Sterblichkeit	Angermann et al.		0	*	
	Kielblock et al.				**
	Köhler et al.		0	0	
Krankenhausaufenthalte	Angermann et al.		0	0	
	Kielblock et al.				*
	Köhler et al.	0	0	0	
	Scherr et al.	*			
Dauer des Krankenhausaufenthaltes	Angermann et al.			0	
	Zugck et al.		*		
	Kielblock et al.				**
	Köhler et al.	0			
	Scherr et al.	*			
verlorene Tage durch Tod/Krankenhausaufenthalt	Angermann et al.				0
	Köhler et al.	0	0		
	Scherr et al.	*	*		
Lebensqualität	Angermann et al.			*	
	Köhler et al.			*	

0: nicht signifikant   signifikant besser (p<0,05)

**: signifikant besser (p<0,01)

Abbildung. 11: Klinische Effekte bei der CHI (eigene Darstellung in Anlehnung an Augustin und Henschke, 2012, S.118

Die Übersicht illustriert die Aufteilung der Vorteilhaftigkeit in nicht signifikant (0), und signifikant besser (* $p<0,05$; ** $p<0,01$) unter Berücksichtigung des telemedizinischen Effekts auf die spezielle Herkunft der Ursachen (CHI, kardial, alle, keine Angabe). In keinem der Fälle kommt es zu einer Verschlechterung der klinischen Parameter durch den Einsatz von Telemedizin. Eine signifikante Verbesserung bei einem Signifikanzwert von $p < 0,05$ kann in acht Fällen beobachtet werden. Bei einem Signifikanzwert von $p < 0,01$ ist dies in zwei Anwendungen der Fall. Bei der Ursache „chronische Herzinsuffizienz" ist keine signifikante Verbesserung durch die Telemedizin feststellbar.

6.3 Ergebnisse der Studienvergleiche und Limitationen

Die Analysen verdeutlichen in den einzelnen Studien eine Überlegenheit in den telemedizinischen Interventionsgruppen gegenüber den Kontrollgruppen. Die Ausführungen im Ergebnisteil zeigen u.a. Reduzierungen der Krankenhausaufenthalte und deren Dauer, geringere Notfallambulanzen und die Senkung der Mortalität. Diese Endpunkte gehen mit einem geringeren Verbrauch von Gesundheitsleistungen und der Erhöhung der Lebensqualität einher. Beispiele, wie die Ausführungen im Gliederungspunkt der COPD mit jährlichen pro-Kopf-Einsparungen in einer Bandbreite von 710 – 2931 USD stützen diese Ausführung. Die Übersichtstabellen 10 und 11 zeigen deutlich, dass die Telemedizin eine Verbesserung der klinischen Effekte bei der chronischen Herzinsuffizienz und bei der COPD hervorrufen kann. Bei der CHI ergibt sich bei Neumann ein QALY von 31.685 €. Zur Erstellung einer Empfehlung und Bewertung fehlen jedoch Vergleichswerte des QALYs. Unter Einbezug der Verfahren des englischen NHS liegt der Wert von 31.685 € in der Toleranzgrenze der Erstattung. Heinen-Kammerer et al. ermittelt effektivitäts-adjustierte Kosten in Höhe von 3.332 €. Die Abbildung 11 zeigt insbesondere eine Verbesserung der klinischen Effekte bei der Dauer und der Anzahl der Krankenhausaufenthalte und der Mortalität. Damit einhergehend erhöht sich auch die Lebensqualität. Die MOBITEL-Studie veranschaulicht, dass Telemonitoring das Potenzial hat, mithilfe von Mobiltelefonen als Patiententerminals, die Häufigkeit und Dauer der CHI-bedingten Krankenhausaufenthalte zu reduzieren.

Dem gegenüber stehen jedoch Studien, die keine signifikante Verbesserung auf Basis telemedizinischer Methoden erzielen. Die TIM-HF ist dabei als eine der einflussreichsten und meist zitierten Studien anzuführen. Diese Studie kann keine signifikanten Kosten-Nutzen-Überlegenheit der Telemedizin feststellen. Dennoch vertreten die Autoren die Ansicht, dass die Telemedizin große Potenziale hat. Um diese zu nutzen, müssten noch weitere und spezifischere Studienmodelle durchgeführt werden. (Köhler et al., 2011) Auch die behandelten Studien des Cochrane-Review können bei einem Teil der Studien eine klinische Vorteilhaftigkeit feststellen. (Mc Lean et al., 2012) Abbildung 5 illustriert ein weiteres Kernproblem der Studieninterpretation. Bei wichtigen Studienpunkten wie der Populationsgröße, der Geschlechterverteilung und dem Untersuchungszeitraum schwanken die Charakteristiken extrem.

Da in der vorliegenden Arbeit eine Einschränkung auf die chronische Herzinsuffizienz und die chronisch obstruktive Lungenerkrankung vorgenommen wurde, gilt bei der Beantwortung der Frage, ob die Telemedizin eine Kosten-Nutzen-Effektivität mit sich bringt, zu berücksichtigen, dass dies lediglich für die beiden genannten chronischen Krankheiten beurteilt werden kann. Des Weiteren schränkt bei der CHI die geringe Anzahl der Kosten-Nutzen-Analysen gemäß der Vorgehensweise der gesundheitsökonomischen Evaluation die Aussagekraft über die Vorteilhaftigkeit ein. Die Studienlage beschäftigt sich nach heutigem Stand (Anfang Dezember 2014) nahezu ausschließlich mit klinischen Effekten. In den seltensten Fällen erfolgt zusätzlich eine Kosten-Nutzen-Analyse. Dieses Vorgehen veranschaulicht jedoch insbesondere die Problematik, der die Etablierung der Telemedizin gegenüber steht. Die Vergleichbarkeit der Studien zur Filterung eines aussagekräftigen und stichhaltigen Ergebnisses gestaltet sich als sehr schwierig. Verschiedene Studienlaufzeiten, regionale Unterschiede, unterschiedliche Anwendungen des Telemonitoring, verschiedene Perspektiven, unterschiedliche Teilnehmerzahlen und verschiedene Endpunkte sind die zentralen Abgrenzungspunkte der Studiencharakteristika. Diese Probleme werden unter dem Begriff „Methodenunterschiede" zusammengefasst. (Leidl, 2014, S.98). Sie erschweren die eindeutige Filterbarkeit eines evidenten Kosten-Nutzen-Nachweises. Die Ergebnisse der wenigen aussagekräftigen nationalen Studien, die das Kriterium einer randomisierten und kontrollierten Studie erfüllen, werden in dieser Arbeit abgedeckt. Des Weiteren wird von der Verwendung aussagekräftiger Kosten-Nutzen-Analysen, die den gesundheitsökonomischen Anforderungen entsprechen, nur sehr selten Gebrauch gemacht. Die Studien stammen ausschließlich von wissenschaftlichen Einrichtungen, wodurch keine Interessenskonflikte bzw. Lobbyismus bezüglich der Intention der Studien nachzuweisen ist. Dies gilt nicht bei einer verallgemeinerten Betrachtung der Telemedizin, bezogen auf die Einführung und die Durchführung in den anfänglichen Kapiteln. Deshalb wird explizit darauf geachtet, Literatur, die frei von Interessensgruppen, zu verorten ist, zu verwenden. Bei den Hauptquellen des

Ergebnisteils von Augustin und Henschke bzw. McLean et al. ist die Unabhängigkeit der Intention gegeben.

6.4 Fazit und Ausblick

Die Ausführungen in der Einleitung verdeutlichen die Herausforderungen des deutschen Gesundheitssystems. Die Telemedizin kann als das Zukunftsgut des Gesundheitswesens betrachtet werden, das zur Überwindung der Probleme beiträgt. Insbesondere das Telemonitoring kann eine bestimmende Rolle in der Entlastung des deutschen Gesundheitssystems und der Überwindung des demographischen Wandels einnehmen. Dazu muss es jedoch den Status seines bisherigen Nischendaseins ablegen und zu einer zentralen Anwendung des Gesundheitssystems avancieren. Es gilt, alle Akteure und Interessensgruppen des Gesundheitssystems von der telemedizinischen Vorteilhaftigkeit zu überzeugen, damit der Prozess ihrer Etablierung schneller voranschreitet. Um die Finanzierung und die flächendeckende Anwendung der Telemedizin zu gewährleisten, muss als zukünftige Entwicklung die Aufnahme der Telemedizin in den Leistungskatalog der Krankenkassen erreicht werden. Der entscheidende Handlungsschritt liegt im konkreten Nachweis des „Nutzens, der medizinischen Notwendigkeit und der Wirtschaftlichkeit". (Das Fünfte Buch Sozialgesetzbuch, 2014) Diese Forderung des Gesetzgebers ist der Wegbereiter zur Aufnahme der telemonitorischen Leistungen in den Leistungskatalog der Krankenkassen. Die vorliegende Arbeit zeigt, dass in der überwiegenden Mehrheit der Studien eine Vorteilhaftigkeit der Telemedizin nachzuweisen ist. Diese Vorteilhaftigkeit schlägt sich insbesondere in klinischen Effekten nieder und weniger in den Kriterien einer gesundheitsökonomischen Evaluation. Dem Nachweis der Vorteilhaftigkeit der Telemedizin fehlt hierzu jedoch die eindeutige Evidenz der Studienergebnisse anhand der Kriterien der gesundheitsökonomischen Evaluation. Die Evidenzbasierte Medizin fordert, dass bei medizinischen Behandlungen, die patientenorientierte Entscheidungsfindung auf der Grundlage von empirischer nachgewiesener Wirksamkeit getroffen werden soll. (Guyatt et al., 1992) In Deutschland ist bisher der Beleg der Überlegenheit der Telemedizin gegenüber den Standardtherapien aus gesundheitsökonomischer Perspektive noch nicht einwandfrei nachgewiesen worden. Die vorliegende Arbeit liefert sowohl bei der COPD als auch der CHI Hinweise der klinischen Nutzenüberlegenheit und Kosteneinsparung mithilfe der Telemedizin gegenüber den Standardtherapien, ohne dies jedoch gesundheitsökonomisch relevant abzubilden.

Der Grund für die fehlende Evidenz ist die geringe Studienanzahl und die schwierige Vergleichbarkeit der Studien in Deutschland. Mehrheitlich befassen sich die Studien mit den klinischen Effekten der Telemedizin auf Parameter wie der Mortalität und der Krankenhausaufenthalte. Gesundheitsökonomische Kosten-Nutzen-Analysen werden in den seltensten Fällen verwendet. Die Forderungen an die gesundheitsökonomische Forschung der telemedizinischen Effekte sind deshalb vielfältig. Es gilt die weitere Durchführungen von Studien, Vereinheitlichung der Studiendesigns und konkrete Anwendungen von gesundheitsökonomischen Evaluationen zur Darstellung der Kosten-Nutzen-Überlegenheit der Telemedizin im Vergleich zu den Standardtherapien in Deutschland voranzutreiben. Das Studiendesign der TIM-HF II ist dabei ein Beispiel für eine mögliche zukünftige Durchführung weiterer Studien. An ihr findet das Forschungs- und Entwicklungsprojekt Nordbrandenburg–Fontane zur „Verbesserung der Betreuungsqualität im strukturschwachen ländlichen Raum am Beispiel Nordbrandenburg" Anwendung (vgl. Anhang Abb. 18/19). Erfolgen weitere Studienprojekte, welche die Forderungen dieser Arbeit an eine Vereinheitlichung der Studienparameter und der Durchführung von Bewertungsinstrumenten der gesundheitsökonomischen Evaluation erfüllen, ist dies ein beispielhafter Schritt zum evidenten Nachweis der Überlegenheit der Telemedizin gegenüber den Standardtherapien. Experten rechnen mit einem Durchbruch der Telemedizin spätestens zu dem Zeitpunkt, wenn die flächendecke Versorgung aufgrund des Ärztemangels und des demographischen Wandels nicht mehr gewährleistet ist. Die Folge ist eine breitere Akzeptanz in der Gesellschaft und ein flächendeckender Einsatz der Telemedizin.

Zusammenfassend kann gesagt werden, dass der Großteil der Studien eine Verbesserung der klinischen Effekte aufgrund telemedizinscher Interventionen mit sich bringt. Wenngleich große Projekte wie das TIM-HF I keinen signifikanten Zusatznutzen feststellen können, verdeutlicht die dargestellte Forschungslage eine Vorteilhaftigkeit der Telemedizin. Für die Patienten liegt eine relativ einfache Handhabbarkeit der telemedizinischen Geräte vor, in Kombination mit einer niedrigeren Inanspruchnahme von Gesundheitsleistungen. Die Studien zeigen aus Patientensicht eine Verbesserung der Lebensqualität und weiterer klinischer Parameter. Daraus folgen Kosteneinsparungen für die Krankenkassen, welche eine Investition in die Telemedizin rechtfertigen. Inwieweit der einzelne Arzt profitiert, ist abhängig vom Grad der Involvierung in den telemedizinischen Leistungsprozess. In Zukunft gilt es weitere Studien durchzuführen, deren Vergleichbarkeit und Aussagekraft die Kosten-Nutzen-Verhältnisse widerspiegeln und die Telemedizin als wichtige Komponente des deutschen Gesundheitssystems etablieren. Aktuell ist dieser Nachweis aus gesundheitsökonomischer Sicht noch nicht einwandfrei geben.

7 Literaturverzeichnis

Angermann, C.E., Störk, S., Gelbrich, G., Faller, H., Jahns, R., Frantz, S., Loeffler M., Ertl, G., 2011, Mode of Action and Effects of Standardized Collaborative Disease Management on Mortality and Morbidity in Patients with Systolic Heart Failure: The Interdisciplinary Network of Heart Failure. Circulation: Heart Failure, S. 25-35.

Augustin, U. und Henschke, C., 2012, Bringt das Telemonitoring bei chronisch herzinsuffizienten Patienten verbesserungen in den Nutzen- und Kosteneffekten? - Ein systematischer Review. Gesundheitswesen, S. 114.121.

Beckers, R., 2013, Kosten-Nutzen-Bilanz der Telemedizin verbessern: Versorgungsangebot. Verband der Ersatzkassen, Ausgabe 1. 2013. URL: http://www.vdek.com/magazin/ausgaben/2013-01-02/titel-telemedizin-innovative-versorgungskonzepte.html (Letzter Aufruf: 01.12.2014).

Beckers, R. 2014, Telemedizin - Was kann sie zur Versorgung leisten? Ein Beitrag zum Stand und zur Umsetzung der Telemedizin. ZTG Zentrum für Telematik und Telemedizin, Bochum, S. 1-51.

Blozik, E., Demmer, I., Kochen, M., Koschak, J., Niebling, W., Himmel, W. und Scherer, M. 2009, Gesundheitsbezogene Lebensqualität bei Asthmapatienten in der Hausarztpraxis, Deutsche Medizinische Wochenschrift, Stuttgart, Thieme Verlag, S. 873-878.

Bourbeau, J., Maltais, F., Rouleau, M., Beaupré, A., Begin, R., Renzi, P., Nault, D., Borycki, E., Schwartzmann, K., Singh, R. und Colle, JP., 2003, Reduction of hospital utilization in patients with chronic obstructive pulmonary disease: a disease-specific self-management intervention. American Medical Association, Vol. 163, S. 585-591.

Das Fünfte Buch Sozialgesetzbuch, 2014, Gesetzliche Krankenversicherung: Artikel 1 des Gesetzes vom 20.12.1988 BGB. I S. 2477, 2482, zuletzt geändert durch Artikel 1 des Gesetzes vom 11. August 2014 (BGB I S. 1346).

de San Miguel, K., Lewin, G. und Smith, J., 2013, Original research: Telehealth Remote Monitoring for Community-Dwelling Older Adults with Chronic Obstructive Pulmonary Disease. Telemedicine and e-Health, Vol. 19, Nr. 9, S. 652-658.

DGMR, 1999, "Einbecker Empfehlungen" zu Rechtfragen der Telemedizin: Workshop der Deutschen Gesellschaft für Medizinrecht. In: Dierks/ Feussner/ Wienke, Rechtsfragen der Telemedizin, Springer-Verlag, 1. Auflage, S. 133-163.

Dierks, C., 2001, Rechtliche und praktische Probleme der Integration von Telemedizin - ein Problemaufriss, Springer-Verlag, Berlin, S.1.

Dietzel, G., 2001, "E-Health und Gesundheitstelematik: Herausforderungen und Chancen", Deutsches Ärzteblatt. URL: http://www.aerzteblatt.de/archiv/25758/E-Health-und-Gesundheitstelematik-Herausforderungen-und-Chancen?src=search (Letzter Aufruf am 01.12.2014).

Dittmar, R., Nagel, E. und Wohlgemuth, W., 2009, Potenziale und Barrieren der Telemedizin in der Regelversorgung. GGW, Jhg. 9, Heft 4, S.16-26.

Europäische Union, 2004, e-Health Ministerial Declaration. e-Health - making healthcare better for European citizens: An action plan for a European e-Health Area.URL:http://ec.europa.eu/information_society/doc/qualif/health/COM_2004 _0356_F_EN_ACTE.pdf (Letzter Aufruf am 01.12.2014).

Goetz, C., 1999, "Die Herausforderung "Telematik im Gesundheitswesen"". Bayerisches Ärzteblatt, S. 502.

Guyatt, G., Cairns, J. und Churchill, D., 1992, Evidence-based Medicine: A New Approach to Teaching the Practice of Medicine. JAMA, Vol. 268, Nr. 17, S. 2420-2425.

Häcker, J., Reichwein, B. und Turad, N., 2008, Telemedizin: Markt, Strategien, Unternehmensbewertung, München, Oldenbourg- Verlag.

Heinen-Kammerer, T., Kiencke, P., Motzkat, K., Liecker, B., Petereit, F., Hecke, T., Müller, H. und Rychlik, R., 2006, Telemedizin in der Tertiärprävention: Wirtschaftlichkeitsanalyse des Telemedizin-Projektes Zertiva bei Herzinsuffizienz-Patienten der Techniker Krankenkasse, Prävention, Springer Verlag, S. 531-549.

Helms, T., Pelleter, J. und Ronneberger, D., 2007, Telemedizinische Betreeung chronisch herzinsuffizienzer Patienten am Beispiel des telemedizinischen Patientenbetreuungs- und -schulungsprogramms "Telemedizin fürs Herz": Stand und Perspektiven, Herz, Nr. 32, S. 623-628.

Helms, T., Zugck, C., Pelleter, J., Ronneberger, D. und Korb, H., 2007, Telemonitoring bei Herz-Kreislauf-Erkrankungen in Deutschland: Stand und Perspektiven. Herz, Nr. 32, S. 641-649.

Hermeler, A.E., 2000, Rechtliche Rahmenbedingungen der Telemedizin: dargestellt am Beispiel der elektronischen Patientenakte sowie des Outsourcing von Patientendaten. München, Beck-Verlag.

Institut für Qualität und Wirtschaftlichkeit im Gesundheitswesen, 2009, Allgemeine Methoden zur Bewertung von Verhältnissen zwischen Nutzen und Kosten. Version1.0,Köln.URL:https://www.iqwig.de/download/Methodik_fuer_die_Bew ertung_von_Verhaeltnissen_zwischen_Kosten_und_Nutzen.pdf (Letzter Aufruf 01.12.2014).

Kielblock, B., Frye, C., Hudler, T., Siegmund-Schultze, E., Middeke, M. und Kottmair, S., 2007, Einfluss einer telemedizinisch unterstützten Betreuung auf Gesamtbehandlungskosten und Mortalität bei chronischer Herzinsuffizienz, Deutsche medizinische Wochenschrift; Nr. 132, S. 417-422.

Köhler, F., 2012, Tele-Kardiologie -Telemedizin in der Kardiologie: Praxisseminar. Bundesministerium für Bildung und Forschung. URL: http://telemedizin.charite.de/fileadmin/user_upload/microsites/kompetenzzentre n/telemedizin/Allgemeines/Telemedizin_in_der_Kardiologie.pdf (Letzter Aufruf: 01.12.2014).

Köhler, F., Winkler, S. und Schieber, M., 2011, Impact of Remote Telemedical Management on Mortality and Hospitalizations in Ambulatory Patients With Chronic Heart Failure: The Telemedical Interventional Monitoring in Heart Failure Study. Circulation, American Heart Association, S. 1872-1880.

Köhler, F., Winkler, S., Schieber, M., Sechtem, U., Stangl, K., Böhm, M., Boll, H., Kim, S., Koehler, K., Lücke, S., Honold, M., Heinze, P., Schweizer, T., Braecklein, M., Kirwan, B.-A., Gelbrich, G. und Anker, S., 2010, Telemedical I nterventional Monitoring in Heart Failure (TIM-HF), a randomized, controlled intervention trial investigating the impact of telemedicine on mortality in ambulatory patients with heart failure: study design. European Journal of Heart Failure, Vol. 12, Nr. 12, S.1354-1362.

Kommision der europäischen Gemeinschaften, 2008, Mitteilung der Kommission an das europäische Parlament, den Rat, den europäischen Wirtschafts-und Sozialausschuss und den Ausschuss der Regionen: über den Nutzen der Telemedizin für Patienten, Gesundheitssysteme und die Gesellschaft.URL: http://register.consilium.europa.eu/doc/srv?l=DE&f=ST%2015283%202008%20 INIT (Letzter Aufruf: 01.12.2014).

Lange, B., 2009, Die EU will Telemedizin zum Laufen bringen. Computer-Zeitung, Auflage 39 (13).

Larisch, K., 2011, COPD Chronisch Obstruktive Lungenerkrankung: Beschreibung. DKV Deutsche Krankenversicherung. URL: http://www.dkv.com/gesundheit-chronische-krankheiten-copd-12500.html (Letzter Aufruf: 01.12.2014).

Leidl, R., 2014, Fallstudien Gesundheitsökonomie und Management: Vorlesung im Wintersemester 2014-2015, BWL- Fakultät, Ludwig-Maximilian-Universität München.

Link, C., 2007, Telemedizinische Anwendungen in Deutschland und in Frankreich. Utz-Verlag, München.

Mc Lean, S., Ly Liu, J., Car Josip, Pagliari C. und Sheikh A., 2012, Telehealthcare for chronic obstructive pulmonary disease: Cochrane Review and meta-analysis. British Journal of General Practice, Vol. 62 (604), S. 739-749.

Müller, A., Oeff, M. und Schwab, M., 2008, Telemedizin in der Kardiologie - Relevanz für die Praxis? Herz, Kardiovaskuläre Erkrankungen, Vol. 33, Iss. 6, S. 420-430.

Neumann, A., Gelbrich, G., Mostardt, S., Göhler, A., Siebert, U., Geisler, B., Störk, S., Ertl, G., Angermann, C. und Wasem J., 2009, Gesundheitsökonomische Evaluation der INH (interdisziplinäres Netzwerk Herzinsuffizienz)-Studie. Das Gesundheitswesen Duisburg, Thieme Verlag. URL: https://www.mm.wiwi.unidue.de/uploads/tx_itochairt3/talks/Poster_INH_TP16_ DGK_042009_final.pdf (Letzter Aufruf: 01.12.2014).

Paré, G., Beaupré, A., Lefrancois, É., Nault, N., Poba-Nzaou, P., Sicotte, C. und St.-Jules D., 2013, Comparing the costs of home telemonitoring and usual care of chronic bstructive pulmonary disease patients: A randomized controlled trial. European Research in Telemedicine, Vol. 2, Iss. 2, S. 35-47.

Paré, G., Gauthier, R., Sicotte, C. und St.-Jules D., 2006, Cost-Minimization Analysis of a Telehomcare Program for Patients with Chronic Obstructive Pulmonary Disease. Telemedicine and e-Health, Vol. 12, Iss. 2, S. 114-121.

Paulus, W. und Romanowski, S. , 2009, Telemedizin und AAL in Deutschland: Geschichte, Stand und Perspektiven. IAT, Institut Arbeit und Technik, Gelsenkirchen. URL: http://www.iat.eu/forschung-aktuell/2009/fa2009-09.pdf (Letzter Aufruf: 01.12.2014).

Piekenbrock, D., Suchanek A. und Lin-Hi N., 2014, Nutzen. URL: http://wirtschaftslexikon.gabler.de/Archiv/2440/nutzen-v10.html (Letzter Aufruf: 01.12.2014).

Reinhold, T., 2013, Wer sagt was ein QALY ist - und was darf es kosten, Berlin. URL: http://webcache.googleusercontent.com/search?q=cache:Ph9agJ8cf04J:www.fih-berlin.de/downloads.html%3Ffile%3Dtl_files/fihberlin/downloads/Reinhold_Ha velhohe_web.pdf+&cd=1&hl=de&ct=clnk&gl=de (LetzterAufruf:01.12.2014).

Reiter, B., Turek, J. und Weidenfeld W., 2011, Telemedizin - Zukunftsgut im Gesundheitswesen: Gesundheitspolitik und Gesundheitsökonomie zwischen Markt und Staat, CAP Analyse. URL: http://www.cap.lmu.de/download/2011/2011_Telemedizin.pdf (Letzter Aufruf: 01.12.2014).

Rychlik, R., 1999, Gesundheitsökonomie und Krankenhausmanagement: Grundlagen und Praxis, Stuttgart, Kohlhammer.

Scherr, D., Kastner, P., Kollmann, A., Hallas, A., Auer, J., Krappinger, H., Schuchlenz, H., Stark, G., Grander, W., Jakl, G., Schreier, G. und Fruhwald F., 2009, Effect of Home-Based Telemonitoring Using Mobile Phone Technology on the Outcome of Heart Failure Patients after an Episode of Acute decompensation: Randomized Controlled Trial. Journal of Medical Internet Research, 11 (3), S. 34-43.

Schöffski, O. und Graf von der Schulenburg, J.-M., 2012, Gesundheitsökonomische Evaluationen. 4. Auflage, Springer Heidelberg.

Statistisches Bundesamt (2008), Krankheitskosten: Deutschland, Jahre, Krankheitsdiagnosen.URL:https://www.genesis.destatis.de/genesis/online/logon?sequenz=tabelleErgebnis&selectionname=23631-0001&sachmerkmal=ICD10Y&sachschluessel=ICD10-I00-I99,ICD10-I10I15,ICD10-I20-I25,ICD10-I21,ICD10-I22,Icd10-I30-I52,ICD10-I50,ICD10-I60-I69,ICD10-I60-I61,ICD10-I63,ICD10-I64,ICD10-I69,ICD10-I80-I89,ICD10-I83 (Letzter Aufruf: 01.12.2014).

Statistisches Bundesamt, 2009, Bevölkerung Deutschlands bis 2060: 12. kordinierte Bevölkerungsvorausberechnung, Wiesbaden. URL: https://www.destatis.de/DE/Publikationen/Thematisch/Bevoelkerung/Vorausber echnungBevoelkerung/BevoelkerungDeutschland2060Presse5124204099004.pd f?__blob=publicationFile (Letzter Aufruf: 01.12.2014).

Statistisches Bundesamt, 2012a, Bevölkerungsentwicklung und Altersstruktur - Bevölkerung nach Altersgruppen: Die soziale Situation in Deutschland, 12. koordinierte Bevölkerungsvorausberechnung. URL: http://www.bpb.de/nachschlagen/zahlen-und-fakten/soziale-situation-in-deutschland/61541/altersstruktur (Letzter Aufruf: 01.12.2014).

Statistisches Bundesamt, 2012b, Todesursachen: Sterbefälle insgesamt 2012 nach den 10 häufigsten Todesursachen der ICD-10. URL: https://www.destatis.de/DE/ZahlenFakten/GesellschaftStaat/Gesundheit/Todesur sachen/Tabellen/SterbefaelleInsgesamt.html(Letzter Aufruf: 01.12.2014).

Statistisches Bundesamt, 2013, Geburtenzahl durch demografische Entwicklung vorgezeichnet, Wiesbaden. URL: https://www.destatis.de/DE/ZahlenFakten/GesellschaftStaat/Bevoelkerung/Gebu rten/Geburten.html (Letzter Aufruf: 01.12.2014).

Thielscher, C., 2007, Telemedizin - Innovationen für ein effizientes Gesundheitssystem. In: Any Care Schriftenreihe, Thieme, Stuttgart.

Vitacca, M., Bianchi, L., Guerra, A., Fracchia, C., Spanevello, A., Balbi, B. und Scalvini, S., 2009, Tele-assistance in chronic respiratory failure patients: a randomised clinical trial. Eur Respir J, 33, S. 411-418.

8 Anhang

Art	Formel
Kosten-Analyse	K_{dir} oder $K_{dir} + K_{ind}$
Krankheitskosten	K_{dir} oder $K_{dir} + K_{ind}$
Kosten-Kosten	K_{dir} oder $K_{dir} + K_{ind}$
Kosten-Nutzen	$N_{dir} + N_{ind} + N_{int}) - (K_{dir} + K_{ind} + K_{int})$ oder $N_{dir} + N_{ind} + N_{int})/(K_{dir} + K_{ind} + K_{int})$
Kosten-Wirksamkeit	K_{dir}/W oder $(K_{dir} + K_{ind})/W$
Kosten-Nutzwert	K_{dir}/U oder $(K_{dir} + K_{ind})/U$

Abbildung 12: Arten und Formeln der gesundheitsökonomischen Evaluation, eigene Darstellung in Anlehnung an Schöffski und Graf von der Schulenburg, 2012, S.69-70

Input	**Maßnahme im Gesundheitswesen**	**Ergebnis**
- K_{dir} = direkte Kosten - K_{ind} = indirekte Kosten - K_{int} = intangible Kosten		- N_{dir} = direkter Nutzen - N_{ind} = indirekter Nutzen - N_{int} = intangibler Nutzen - Wirksamkeit in gleichen physischen Einheiten - Aus verschiedenen Ergebnisgrößen zusammengesetzter Nutzwert (z.B. QALY)

Abbildung 13: Komponenten einer gesundheitsökonomischen Evaluation in Anlehnung an Schöffski und Graf von der Schulenburg, 2012, S.68

Arbeits- und Ausstattungskosten der Telemedizin	jährl. Stundenanzahl	Kosten pro Patient in USD	Gesamtkosten in USD
Heimbesuche med. Fachpersonal	272		23.408
Betreuung des Monitoring	560		47.174
Monitoring Equipment		1.880	22.560
Monitoring System		14 pro Woche	26.208
Gesamtkosten des Telemonitoring			119.350 USD

Abbildung 14: Arbeits-und Ausstattungskosten der Telemedizin in Anlehnung an de San Miguel,. et al., 2013, S. 654

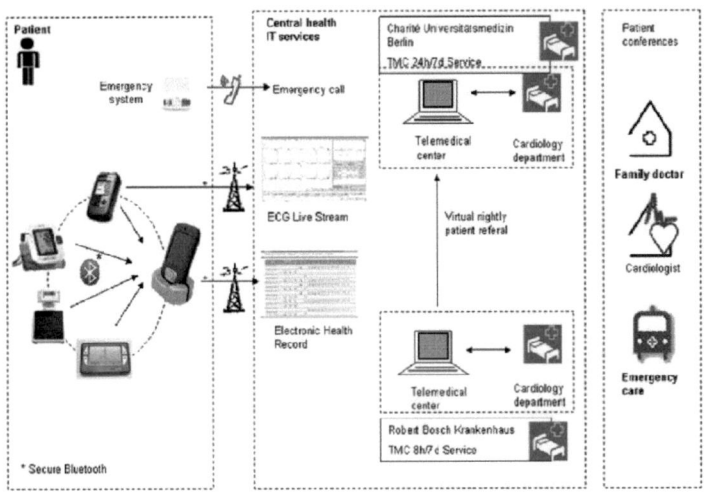

Abbildung 15: Darstellung TIM-HF Studie in Anlehnung an Köhler et al., 2012, S. 144

Einschlusskriterien	Ausschlusskriterien	
LVEF <= 35% und kardiale Dekompensation mit Krankenhausaufenthalt für CHF oder Therapie mit intravenösen Diuretika / LVEF <= zweimal in letzten 6 Monaten	Vorliegen einer Krankheit (CHI ausgeschlossen); Verringerung der Lebenserwartung um weniger als 1 Jahr	implantiertes Herzunterstützungssystem
	Unzureichende Einhaltung des Telemonitoring oder der Studienbesuche	Instabile Angina pectoris
Optimale medizinische Behandlung für CHI einschl. ICD/CRT, wenn indiziert	Beeinträchtigung bei der Nutzung der Telemonitoringgeräte	Primäre Herzklappenerkrankungen
Alter: 18 Jahre oder älter	Schwangerschaft	angeborener Herzfehler
Einwilligung nach Aufklärung	Gleichzeitige Teilnahme an anderen Therapiestudien	hypertrophe oder restriktive Kardiomyopathie
Ambulante CHI: NYHA II oder III	Aktive Listung für Herztransplantation	arrhythmogenen rechtsventrikulären Kardiomyopathie
	Leberzirrhose	Akute Myokarditis Diagnose
	Geplante Revaskularisation oder CRT-Implantation	Krankenhausaufenthalt für kardiale Dekompensation innerh. von 7 Tage vor Studie
	Chronische Niereninsuffizienz mit Kreatinin > 2,5 mg/dl	

Abbildung 16: Ein- und Ausschlusskriterien TIM-HF I eigene Darstellung in Anlehnung an Köhler et al., 2010

Kostenarten	Intervention n=352	Kontrollgruppe n=363
Direkte Kosten	in Euro	in Euro
Ärzte	851	5906
Krankenhausaufenthalte	2335	2200
häusliche Pflege	502	325
ambulante Pflege	48	93
stationäre Pflege	124	155
Medikation	601	605
Sonstiges	26	26
Indirekte Kosten	in Euro	in Euro
Arbeitsunfähigkeit	598	412
Erwerbsminderung (voll/teilweise)	517	530
Interventionskosten	281	0
Gesamtkosten	**5906 €**	**5261 €**

Abbildung 17: Darstellung Kosten INH-Studie in Anlehnung an Neumann et al., 2009

Charakteristika TIM-HF II	
Studientyp	
zweiarmig,parallel, offen, randomisiert	
Studienpopulation	
nach Krankenhausaufenthalt aufgrund von Herzinsuffizienz (9 Mon.) LVEF (Pumpschwäche) > 25 % und < 45%	
Studienendpunkte	
verlorene Tage aufgrund von HI-Hospitalisierung oder Tod HI-Telecare in regionalen Gebieten im Vergleich zu Metropolen	
Primäre Studienziele	
Nachweis der Überlegenheit der Telemedizin bei HI-Hospitalisierung, Tod und Lebensqualität im Vergleich zur Standardtherapie	
Follow-up	**Intervention**
12 Monate	Biomarker-unterstütze Therapie Telemanagement
Teilnehmer	Implantatdaten
1.500 Patienten	

Abbildung 18: Charakteristika TIM-HF II in Anlehnung an Köhler, 2012

Vergleich TIM HF I und TIM HF II		
	TIM HF I	TIM HF II
Patienten	n = 710	n = 1500
Studientyp	RCT	RCT
Studienphase	II	III (IV)
Intervention	Telemonitoring	Telemonitoring
	Notfall	Biomarker-unterstütze Therapie
		Notfall
primärer Endpunkt	Mortalität	verlorene Tage aufgrund von HF Hospitalisierung oder Tod
sekundärer Endpunkt	verlorene Tage aufgrund von HF Hospitalisierung oder Tod	HI-Telecare in regionalen Gebieten im Vergleich zu Metropolen
Studienzeit	2008-2010	2012-2014

Abbildung 19: Vergleich TIM-HF I und TIM-HF II in Anlehnung an Köhler, 2012